U0287956

广东省专科护士认证与评价标准

主　审　吴欣娟

顾　问　车锡英　谢少英　顾慧贤

主　编　成守珍

副主编　周丽华

人民卫生出版社

·北　京·

图书在版编目（CIP）数据

广东省专科护士认证与评价标准 / 成守珍主编．—北京：人民卫生出版社，2023.5（2023.11 重印）
ISBN 978-7-117-34779-2

Ⅰ.①广… Ⅱ.①成… Ⅲ.①护理学－临床－资格认证－评价标准 Ⅳ.①R473

中国国家版本馆 CIP 数据核字（2023）第 083606 号

人卫智网	www.ipmph.com	医学教育、学术、考试、健康，购书智慧智能综合服务平台
人卫官网	www.pmph.com	人卫官方资讯发布平台

广东省专科护士认证与评价标准

Guangdongsheng Zhuanke Hushi Renzheng yu Pingjia Biaozhun

主　　编：成守珍
出版发行：人民卫生出版社（中继线 010-59780011）
地　　址：北京市朝阳区潘家园南里 19 号
邮　　编：100021
E - mail：pmph @ pmph.com
购书热线：010-59787592　010-59787584　010-65264830
印　　刷：廊坊一二〇六印刷厂
经　　销：新华书店
开　　本：889 × 1194　1/48　　印张：4
字　　数：101 千字
版　　次：2023 年 5 月第 1 版
印　　次：2023 年 11 月第 2 次印刷
标准书号：ISBN 978-7-117-34779-2
定　　价：40.00 元
打击盗版举报电话：010-59787491　E-mail：WQ @ pmph.com
质量问题联系电话：010-59787234　E-mail：zhiliang @ pmph.com
数字融合服务电话：4001118166　E-mail：zengzhi @ pmph.com

编　者

（以姓名笔画为序）

于红静（广州医科大学附属第二医院）
方海云（广州南方学院护理与健康学院）
冯晓玲（中山大学孙逸仙纪念医院）
成守珍（中山大学附属第一医院）
李　漓（南方医科大学珠江医院）
李绮薇（中山大学附属第一医院）（兼秘书
李智英（中山大学附属第一医院）
吴枫瑶（广东省护理学会）（兼秘
陈玉英（中山大学附属第一医院）
陈利芬（中山大学附属第一医院）
陈妙虹（中山大学附属第一医院）
陈妙霞（中山大学附属第三医院）
周　瑾（南方医科大学中西医结合医院）
周丽华（广东省第二人民医院）
胡丽茎（中山大学附属第一医院）
胡爱玲（中山大学附属第三医院岭南医院）
柯彩霞（中山大学附属第一医院）
高明榕（中山大学附属第一医院）

黄美凌（广州医科大学附属第三医院）
黄碟卿（广东省人民医院）
黄燕梅（中山大学附属第一医院）
龚凤球（中山大学附属第一医院）
符　霞（中山大学附属第八医院）
覃惠英（中山大学肿瘤防治中心）

序

护理工作作为卫生健康事业的重要组成部分，对全面推进健康中国建设具有重要意义。护理的高质量发展需要不断提高护理专业水平，创新护理服务，加强护理学科建设。随着社会和医疗行业的不断发展，专科护士的角色越来越重要。专科护士在临床护理、教育、管理、科研等方面发挥了重要作用，是护理事业发展的关键力量。

专科护士认证旨在推动专科护士的专业化和规范化发展。第 48 届“南丁格尔”奖章获得者、广东省护理学会理事长成守珍教授带领广东省护理专家们努力实践，潜心探索，在专科护士的培养和认证等方面，取得了有目共睹的成绩，积累了宝贵的经验，并将其多年来探索和实践的成果总结成书。适逢第 112 个国际护士节到来之际《广东省专科护士认证与评价标准》一书正式出版。这是一本关于广东省专科护士认证和评价的参考用书，书中阐述了专科护士的概念、内涵与发展，全面介绍了广东省专科护士的认证体系，包括专科护士培训资质的认证、专科护士资格认证与能力评价、专科护士的实践及追踪，明确了专科护士认证的纲要和标准。书中还列举了广东省部分专科护士培养与认证的具体要求、规范表格、典型案例，以及实训手册，起到直观的指导作用。

客子光阴诗卷里，杏花消息雨声中。

护理工作是一项在医护理论指导下，实践性和操作性极强的工作，也是一项充满着无限爱心的工作。值今年护士节来临和本书出版之际，我谨向广大护理工作者致以崇高的敬意，希望广大护理人员能够发扬南丁格尔精神，用自己的爱心、耐心、细心和责任心去对待、照护每一位患者。并希望大家能够通过对本书的阅读和实践，共同推动专科护士职业化、标准化和规范化的发展。相信本书的出版将对护士个人的职业发展，对广东省乃至全国护理事业发展，起到积极的推动作用。

姚志彬

中山大学教授

广东省医学会会长

广东省政协原副主席

原广东省卫生厅厅长

2023 年 5 月

前 言

护理是卫生健康事业的重要组成部分，在维护健康、预防疾病、恢复健康及减轻病痛方面发挥着不可替代的作用。社会和医疗行业的不断发展对于护理工作提出了更高的要求，专科护士的价值逐渐得到重视。专科护士的发展对于提高护理专业水平、创新护理服务、加强护理学科建设有着重要的意义，专科护士也是护理事业高质量发展中不可或缺的力量。

专科护士的专业化和规范化发展离不开科学的认证体系。相较于国际上部分国家已形成成熟的专科护士培养和认证体系，我国在专科护士认证的道路上还需要不断探索和进步。广东省护理同仁们借鉴国内外先进经验，努力实践和探索专科护士的培养和认证方式，积累了宝贵的经验。在此基础上，我们总结、梳理、编撰形成《广东省专科护士认证与评价标准》一书，以阐述专科护士的概念、发展与核心能力要求，介绍广东省专科护士的认证体系，明确广东省专科护士认证的纲要和标准，内容涵盖专科护士培训资质的认证、专科护士资格认证与能力评价、专科护士的实践及追踪。书中还以部分专科为例，列举了专科护士培养与认证的具体要求、评分标准、典型案例和实训手册。

我们期待着各领域的专家、学者和护理人员能够从本书的阅读和实践中有所获益，共同推进专科护士的职业化、标准化和规范化；同时希望此书的出版能够对护士个人职业发展，对广东省乃至全国专科护士培养和认证工作，起到积极的推动作用。

本书编写过程中承蒙中华护理学会、香港和澳门护理专家的指导，广东省护理学会各专业委员会全体同仁的支持，以及人民卫生出版社的鼎力帮助，在此表示敬意和感谢。

由于时间和编写能力所限，书中可能存在不足之处，恳请读者予以指正。

成守珍

2023年5月12日

目 录

第一章

绪　论

随着社会的发展和医疗水平及服务需求的不断提高，对护士的专业能力和素质提出了更高的要求。专科护士在临床护理、社区保健、家庭护理、护理科研等多方面发挥的作用日渐显著，培养专科护士已经成为国际护理界的重点工作。

第一节 专科护士的概念及核心能力

一、专科护士的概念

1900 年，美国《护理》杂志发表了一篇题为“Specialties in Nursing”的论文，首次提出“专科护理”的概念。随后，专科护士（specialist nurse，SN）这一概念走入公众视野。

19 世纪末期，美国护士学会（American Nurses Association，ANA）成立，并开始对护士进行不同领域内的专业培养。20 世纪 50 年代，美国专科护士的培养逐渐分级细化，并扩展到临床的许多专业。美国专科护士的培养逐渐定位于硕士以上水平的教育，涵盖了 ICU 护理、急救护理、糖尿病护理、瘘口护理、癌症护理、临终护理、感染控制等各领域，其目的是为临床培养高质量的专科护士、提高临床护理的实践水平。20 世纪 90 年代，ANA 专门成立护士认证机构——美国护士认证中心（American Nurses

Credentialing Center, ANCC),为专业护士及专科护士提供官方认证与管理。目前美国专科护士培训已涉及百余个护理专科领域。

随着护理学科的发展,经过一个较长时间的研究,结合不同的国情,不同的护士学术组织对专科护士的概念、内涵和能力有了不尽相同的认识。

美国将高级护理实践(advanced nursing practice, ANP)的执行者称为高级实践护士(advanced practice nurse, APN)。ANA 将 APN 定义为:拥有研究生学历,能为受照顾者进行全面健康评估,其实践显示高度的自主,拥有专家型知识和技能,能诊断和处理个人、家庭及社区对现存和潜在健康问题的复杂反应,能针对急性或慢性健康问题作出临床决策,促进健康;在临床实践中有教育、科研、管理、领导和咨询的能力,与医生、其他医疗专业人士、护理同行等建立团队共事关系的护理人才。美国 APN 的培养已经从短期培训发展至研究生层次教育。

国际护士会(International Council of Nurses, ICN)认为 APN 是拥有深厚的专科知识、复杂问题的决策能力及扩展临床实践才能的注册护士。ICN 推荐 APN 的准入应具有研究生学历。ICN 指出 APN 的角色与其专长、受教育程度及能力相关,同时又受到环境因素的影响,不同国家、地区的 APN 有不同称谓,如家庭全科高级护士、妇女健康全科高级护士、临床专科护士等。

我国护理学界普遍认为，专科护士是在某一特定专科领域，通过专业的课程学习、临床实践，考核合格后获得资格证书，能够熟练运用护理知识和临床技能，为护理对象提供高质量护理服务的注册护士。专科护士是在中国护理专业化进程中形成和发展起来的，专科护士相对于普通护士，其护理工作的理论知识基础更深、更广，在实践上负责的工作更复杂、更具难度。目前，中国护理专业队伍的整体教育水平尚不能达到所有的专科护士都具有硕士或博士学位，我国的专科护士与欧美国家 APN 的标准要求还有差距。

二、专科护士的角色及核心能力

（一）专科护士的角色

专科护士在专业领域中克服困难不断改变和进步。当逐渐有研究发现专科护士参与治疗的患者结局有所改善时，医生等其他专业医务人员开始逐步接受专科护士的专业化发展，专科护士的角色范围得到进一步拓宽，开始从事更加复杂的专科护理领域工作。专科护士的角色包括高级护理实践的提供者、咨询者、教育者、研究者、管理者、创新者。

1. **高级护理实践的提供者** 专科护士以临床护理实践为中心，应用专业知识和技能为存在疑难问题的患者提供高质量的临床护理服务。通过各国的探索和发展,该角色的主要工作职责包括为患者提供高质量的直接护理,评估患者病情变化,协助做出患者转诊的决策,进行特殊药物的注射和专科设备操作,对药物治疗的变更提出建议,调整药物剂量甚至开具处方,必要时进行随访等。

2. **咨询者** 角色包括两部分,一是为患者提供治疗和管理方面的建议,二是向同行提供咨询服务。专科护士围绕患者生活质量问题进行信息的交流,提供用药指导和心理支持,向患者解释相关治疗和检查。还可以通过电话随访提供信息咨询,向患者建议生理、心理和社会方面的应对策略,询问患者的症状,并指导患者进行自我照护。咨询者的责任在于帮助解决问题,满足不同患者和家庭的特殊需求,咨询角色的本质要求专科护士拥护患者、拥护最好的医疗和护理实践。同时,专科护士也为同行解答专业问题,指导普通护士和实习护生进行专科理论和技能的学习。

3. **教育者** 专科护士通过各种各样的方式向患者、同行以及学生传递专业知识和改善护理质量的最新信息。对患者及其照顾者进行病情和照护教育,在整个诊断和治疗过程中为患者提供信息支持,讲授或解答如何预防疾病、维持健康、减轻病痛及恢复健康。同时,专科护士也向同行介绍专科知识技能和自身角色，对工作人员进行培训。

4. **研究者** 专科护士发现和确定需要研究的临床问题，从事与专科相关的研究，评估护理措施的有效性，评价护理实践中的改革和创新举措，发展新技术、新方法，将先进的研究结果运用到患者照护当中去，提高护理质量。同时将研究结果进行发布，以利于专业知识的交流和传播。

5. **管理者** 专科护士通过高级临床护理实践，直接或间接影响其他护士和多学科团队成员，协助医生对患者进行整体管理以减轻医生负担，在医院、患者及家属之间进行协调，与其他专业人员进行交流，协助做出转诊决策，管理自身专业领域的工作和相关事务，制订修改相关规章制度，管理专科护理工作人员和专科护理质量。

6. **创新者** 专科护士要根据工作需求，突破固定的思维模式，持续创新以提供更佳和更具成效的护理服务，扩大护理在医疗健康系统内的贡献和价值，如设立护士诊所等。

（二）专科护士的核心能力

专科护士需要具备相应的核心能力才能够适应角色的要求。1996 年美国护理学家 Ann Hamric 等提出了专科护士的核心能力架构，该架构由 7 个维度构成：①直接提供临床护理能力；②领导与管理能力；③伦理决策能力；④专家指导能力；⑤临床科研能力；⑥提供咨询能力；⑦与他人合作能力。上述7个维度的能力对于每一位专科护士来说都是不可缺少的，其中“直接提供临床护理能力”是“核心能力架构之核心”。

ANA在2001年更新的APN发展章程中公布了专科护士核心能力架构，涵盖7个方面：①健康问题管理能力；②建立及维系护患关系能力；③教育—指导能力；④护理质量监测与保障能力；⑤领导与磋商能力；⑥泛文化适应与提供泛文化护理能力；⑦个人专业发展能力。

我国香港于2005年正式出台了香港不同层次护士（实习护士、注册护士、专科护士）的核心能力框架，该框架包含了11个方面，即护理知识与技巧的应用、治疗及照顾性的关系、照顾管理、护理质量与风险管理、运作管理及资源管理、个人素质、专业品质、团队协作、职业生涯发展、护理服务发展、合法与伦理的实务。其特点是各个层次的护士都要具备这11个方面的能力，但是对每个层次的要求不尽相同，对专科护士的要求明显高于其他层次的护士。例如，在“护理知识与技巧的应用”维度中，对普通注册护士的要求是“将护理知识及常规技巧与临床有机结合”；而对专科护士的要求是“精通该专科的理论知识、精炼其临床护理实务技巧，以循证为基础解决病患复杂的健康问题”。

广东省护理学会经过深入研究和多年实践积累，认为专科护士须具备以下9项核心能力。

1. 临床实践能力。
2. 领导力。
3. 专科护理质量管理能力。
4. 护理教育与咨询能力。
5. 循证与研究能力。
6. 专业发展能力。
7. 法律与伦理人文决策能力。
8. 沟通与团队合作能力。
9. 韧性能力。

除须具备全面的专业知识技能外，专科护士还需掌握护理研究、护理教育的方法，通过循证实践，引领专业的发展。护理工作的范畴愈来愈广且日益复杂，但无论护理工作形式如何变化，其核心价值是不变的，即促进健康，预防疾病，照顾病患。

第二节 专科护士的起源、发展与现状

一、国外专科护士的起源、发展与现状

19世纪末期ANA建立，专科护士随之产生，培养体系和角色功能不断发展完善。APN在分工上有5个角色，包括：高级全科护士(nurse practitioner,

NP)、高级专科护士(clinical nurse specialist,CNS)、高级麻醉护士(certified registered nurse anesthetist,CRNA)、高级助产护士(certified nurse midwife,CNM)和个案管理者(case manager,CM)。最先出现的是CRNA,接着是CNM,两者在20世纪20年代已颇具规模并建立了相关从业规范;20世纪50—60年代出现了CNS和NP;CM在19世纪末为协助统筹健康照顾需求服务而出现,在当时其是否属于APN角色存在争议,CM从20世纪80年代开始得到快速发展。

专科护士在专科领域为患者提供专业化的护理服务,承担本专业领域的知识和技能管理及领导职责,在医院、社区、家庭等护理工作中发挥重要作用。随着护士学历的提升以及实践模式的转变,护理专家(nurse specialist,NS)、CNS不仅专注于某一专科护理实践,已努力提升至该领域全面管理的高度。NP因社会对基本卫生保健的需求激增与供给不足的矛盾而产生,其将业务范围向医疗领域延伸,以此补充医生提供基本医疗保健的数量不足,NP能够开立处方、处置药物治疗的患者等。

专科护士的角色定位于为患者提供更高水平的直接护理,其次是对患者进行管理,同时将教育、咨询、科研、管理与临床实践相结合,与护理同行、医生和其他专业人员形成团队合作发挥角色功能。除掌握专科领域充足的理论知识、实践技能和临床经验外，专科护士还需要具备领导的角色才能，具有较高的护理自主性。专科护士的发展尽管经历了角色的困惑和探索期，但由于不少国家制定政策明确了其角色的存在，随后有大量的研究证明专科护士对临床的贡献，所以发展相当迅速。不论是在为患者提供直接护理和咨询教育方面，还是在管理和研究方面，专科护士都能体现出高于普通护士水平的能力。专科发展领域和专科护士人数不断扩大。

随着专科护士的发展，很多国家及地区开始建立规范的实践标准，形成统一认证体系，由官方机构或行业组织提供专科护士认证。专科护士的准入制度包括 3 个方面：专科护士培养项目准入制度、专科护士资格认证准入制度和专科护士执业准入制度，每一项制度都有严格的监审和审批流程，保证专科护士的高级实践能力和持续职业发展。专科护士培养从短期培训发展到“学历教育”与“在职教育”相结合的方式，部分大学开始提供专科护士培训课程。发展至今，部分国家对专科护士采用信息化管理，从注册、认证、继续教育到持续认证评审等均有电子信息记录，对专科护士实施 LACE 模式统一监管，包括执照(licensure)、评审(accreditation)、认证(certification)、教育(education)4 项基本要素，督促从业者不断学习和探索，从整体上保证行业质量不断提升。

专科护士的准入标准，在不同国家、地区、机构，甚至不同专科，都有所区别，但是在大方向上有一致性：①具有注册护士资格；②具有符合规定的学位：通常为硕士学位以上；③具有符合规定的护理实践：通常要求5年临床护理实践经历，并对专科工作时长有一定限制；④具有符合规定的教育过程：完成专科护士培训课程。

专科护士在首次认证之后还需定期进行再认证，以促进专科护士不断学习和更新知识，保障专科护士的专业能力水平。部分国家和地区的专科护士再认证管理体系已经趋于完善，尽管标准各不相同，但都对学分绩点、临床实践时间、个人业绩等方面提出了具体的量化要求。专科护士再认证一般间隔5年，通常要求：①具备护士执业资格；②在过去5年作为注册护士完成规定时数的专科实践活动，包括直接患者照护、教育、研究、咨询、管理等；③申请者所在机构能够证明其专科实践活动并批准再认证申请；④专业知识提高证明：可以是继续教育学习，即申请者在5年内完成规定时数的继续教育学习活动；亦可以是考试，即在5年资格证效期末通过资格再认证考试。

二、国内专科护士的起源、发展与现状

我国香港于20世纪90年代开始发展专科护

士，后续制订并颁布了专科护士的工作标准，明确了相应工作职责。香港规定专科护士的准入标准为：①最好有硕士研究生学历，至少为本科学历；②在相关专科有 CNS 专科文凭，或护理硕士有大量相关专科工作经历；③毕业后有 5 年工作经验，其中 3 年在相关专科领域工作；④具备 APN 的素质和能力。香港专科护士教育项目须由 3 个部分组成，包括基础要点、高级实践要点和专科要点。理论课程时数可以来自研究生课程或专科护士培训机构的课程。

我国台湾护理人员的层级分为基础护理人员、进阶护理人员。2000 年进阶护理人员正式被命名为专科护理师（nurse practitioner，NP）。2003 年提供专科护理师硕士层级的高等教育课程，让有兴趣从事专科护理师的临床人员有更多进修渠道，以提升护理专业水平。2012 年成立进阶护理委员会，2016 年开始进阶护理师认证工作。专科护理师由专科护理师学会统一认证与考核，需完成主管机关认定时数的课程学习和临床实践。

我国澳门为了配合初级卫生医疗护理服务的发展，1990 年开始培训本地专科护士，由于澳门基础护理教育改革，1998—2006 年专科护士培训进入另一阶段。随着医疗科技发展，护理更趋专门化及科学化，2006 年起再度重办专科护士培训，并开展高级护理实践。

我国内地2001年起与香港合作，启动ICU专科护士培训和资格认证工作，之后逐渐向造口、糖尿病、肿瘤、静脉输液等专科护理领域扩展。经过培训，专科护士的综合护理能力有了明显提升，在解决疑难重症临床问题、临床带教培训、护理科研与创新等方面发挥了重要作用。随后，全国各地大力开展专科护士的培养，促进专科护理的快速发展。

2005年《中国护理事业发展规划纲要(2005-2010年)》颁布，提出在保证临床基础护理质量的基础上，以提高临床若干专科领域的护理技术水平为着力点，培养临床专业化护理骨干，促进护理工作的专业化发展。这项规划将专科护理提到了发展我国护理事业之关键的高度；2007年，卫生部制定《专科护理领域护士培训大纲》，对重症监护、手术室、急诊、器官移植、肿瘤5类专科护士的培训及各专科护理流程做了详细的阐述，以指导各地规范开展专科护理领域的培训工作；2016年国家卫生和计划生育委员会印发《全国护理事业发展规划(2016-2020年)》，强调了要提高专科护理水平，发展专科护士队伍，并加大专科护士培训力度；随之2022年国家卫生健康委员会印发的《全国护理事业发展规划(2021-2025年)》中再次强调要有针对性地开展紧缺护理专业护士的培训，提升护士临床护理服务能力。

我国专科护士的发展目前仍处于快速发展阶

段,其培养模式、准入条件、资格认证等暂未完全统一。我国现阶段主要是以中华护理学会为主导、各省市护理学会及各级卫生行政部门等委托基地培养,即基于医院培养、行业学会培养和院校联合培养。目前国内专科护士的培养以入职后的继续教育为主,开展专科护士培训的组织或机构有各级卫生行政部门、中华护理学会和各省市护理学会等,尚无全国范围内统一的认证机构。不同地区、不同机构、不同专科对专科护士培养的准入标准有着不同的要求,但是在大方向上有一致性,包括在注册护士、工作年限、专科领域工作的具体时数等方面做出了要求。

总体上来说,我国对于专科护士的专业经历,针对不同学历注册护士有 3~10 年不等的临床护理实践经验要求,同时要求从事相关专科护理领域 3 年以上。大部分培训机构要求专科护士具有本科或以上学历,工作年限 5 年及以上,其中专科经历累计至少 3 年(如果硕士学历,工作年限可适当调整为 3 年及以上);具有 3 年工作年限以上的护理师职称或主管护师及以上职称;已完成临床护士规范化培训;熟悉本专科领域国内新动态,掌握本专科护理最新理论和操作,在专科护理领域得到患者和同事普遍认可。达到以上条件者需经过 3 个月全脱产培养或 6 个月半脱产培养,期间其临床实训和理论课的时长比例应达到2:1。其培养机构、实训医院以及培训/带教师资均需要经过专科培养的资格审查。培训考核合格者由具培训资质的学术机构或卫生行政部门颁发资格证书。

与国际上护理教育先进的国家和地区相比,我国在资质认证和管理层面仍有较大持续改进的空间,特别是目前我国专科护士认证形式多为终身制,专科护士取得初步资格后缺乏再认证的监督和促进,再次认证领域的实践和理论研究匮乏,不利于人才知识更新和动态管理。部分获得资质的专科护士转岗或离岗,造成了人才的丢失、培训资源浪费,不利于专科护理人力资源的合理使用和后续管理。专科护士发展仍有较多需要改进、完善的地方。我们应在充分考虑本国国情、社会需求的基础上,适当借鉴发达国家的经验,并得出相应启示。

第三节 专科护士认证总则

专业认证能把控专科护士的整体素质,提高专科护理工作质量和专科护士的授能感。广东省建立专科护士认证与评价体系,对教师资格、基地准入标准、培训课程设计等培训资质进行认证,对专科护士的准入条件、理论培训和临床实训的结果等作出明确要求,同时重视专科护士的定期复审再认证,这有助于确保和促进专科护士的知识和技能更新，持续巩固和加强专科护士的能力和护理水平。

一、专科护士认证的背景与目标

2015年中共中央、国务院印发了《“健康中国2030”规划纲要》，指出未来15年，是推进健康中国建设的重要战略机遇期。以人民健康为中心，以群众需求为导向，以高质量发展为主题，以改革创新为动力，深入推进健康中国建设，对护理事业发展提出了新要求，需要全面推动护理事业高质量发展，持续提高护理专业服务水平。专科护士是实施“健康中国”战略中不可或缺的中坚力量。加强专科护士人才队伍建设，提高专科护理能力是深化医疗体制改革、推进健康中国建设的重要工作之一。

以专科护士为引领的专业化护理已成为我国护理人力资源建设的重要策略。专科护士不仅需达到一定的专科护理能力要求，且需进行权威的认证，以保障专科护士的培养质量。所以专科护士认证是专科护理发展中的重要一环。

广东省是国内较早发展专科护士的省份之一，毗邻港澳，学习和借鉴了其优秀经验，并在此基础上结合广东省的地域和护士队伍的特点创新发展，形成了较为成熟的专科护士培养和管理体系。广东省专科护士认证的目标是构建符合国情的广东省专科护士认证体系，推动专科护士的同质化、标准化、规范化发展，从而提高整体专科护理水平。

二、专科护士认证的基本原则

专科护士认证应以建立统一、科学的专科护士培养制度为基础，立足国情，考量我国现阶段专科护士的学历及专科临床能力，推行多元化认证条件，保证专科护士的质量水平，降低各地专科护士的核心能力差异性，保障专科护理发展的专业性与可持续性，推动护理高质量发展，努力让人民群众享有全方位全周期的护理服务。

专科护士认证的基本原则包括以下 4 个方面。

1. **坚持专业导向** 专科护士认证要求专科护士应具有扎实的基础知识、专业的技术能力、丰富的临床实践经验和高水平的专业素质，特别是要求护士对护理理论知识、护理方法和技术有深入的了解。

2. **注重实践能力** 专科护士认证要求专科护士必须严格履行实践培训，并要求护士在护理实践中不断提升自身的技术和专业素养。

3. **强化责任意识** 专科护士认证要求专科护士要具备职业道德、责任心和使命感，对护理实践要有正确的观念，保障患者安全和权益。

4. **确保护理质量** 专科护士认证要求专科护士应具有持续提升护理质量的意识，不断改进护理方法，确保护理质量与安全，促进护理水平提高。

三、专科护士认证的组织架构

专科护士认证的组织架构包括3个组成部分。

1. **顶部** 组织架构的顶部是专科护士认证委员会。认证委员会负责制订所有护理认证的标准及规范，并确定每个专科的实践范围。

2. **中部** 认证委员会的下一层是专业委员会（简称“专委会”）。专业委员会负责制订、审查相应专科的认证计划并监督其实施。专业委员会通常由在专业领域具备丰富经验和学识、具有一定影响力的临床护理工作者、护理教育工作者和医疗保健专家等组成。委员会负责设定认证的要求，如资格标准、考试方式和继续教育要求。同时还负责审查申请，考查申请者是否符合标准，并确保认证考核的质量。

3. **底部** 组织架构的底部是寻求专业认证的护士个体。护士必须符合认证委员会专业委员会规定的资格要求，严格履行继续教育、专科护理实践等要求，才能获得专业认证及再认证资格。

四、专科护士认证的基本流程

随着专科护士队伍不断发展壮大，广东省不断探索和研究专科护士培养和准入，并形成规范。对经过各专科护士培训项目培训并取得结业证书的护士，专科护士认证委员会将对其进行认证。认证分为首次认证和再次认证。符合认证条件的个人可向认证委员会提出申请并按认证要求提交相关材料，认证委员会组织专家进行评价，达到要求予以通过并颁发相应专科的专科护士资格证书。

（一）申请认证人员的资格要求

1. 首次认证的资格要求

（1）持有有效的护士执业证书并从事本专科相关的临床护理工作。

（2）已完成本专科的专科护士培训项目的培训并取得结业证书。

（3）经过1年的本专科高级护理实践，完成专科护士相关的护理、教学、科研等工作。

（4）大专毕业从事本专科护理工作5年；或本科毕业从事本专科护理工作3年；或硕士毕业从事本专科护理工作2年。

2. 再次认证的资格要求

（1）持有有效的护士执业证书、专科护士资格证书并从事本专科相关的临床护理工作。

（2）已通过专科护士首次认证5年及以上。

（3）近5年内从事本专科高级护理实践时间不少于2 500h，完成专科护士相关的护理、教学、科研等工作。

（4）参加护理管理、护理科研、护理人文及专科护理四个模块的学习并获得足够的继续教育单项积分和总积分。

（二）专科护士认证的程序

1. **单位推荐** 申请参加认证的专科护士须由工作单位推荐。各医疗单位审核申请人基本资质条件和受专科护理教育的经历，并出具推荐证明。

2. **个人申请** 申请认证的专科护士，在规定时间内向认证委员会提交认证申请及相关认证材料，包括执业证书、学历证书、继续教育结业证书、临床护理工作业绩和单位推荐证明等。

3. **专家认证** 认证委员会抽选相应专业委员会内的专家对申请人进行评价，并形成意见和建议，提交认证委员会讨论。认证委员会讨论通过后颁发专科护士资格证书。

第二章

专科护士培训资质的认证

第一节　教师资格的认证

专科护士培训的教师包括理论授课教师和临床带教教师。

一、教师资格认证

(一) 教师资质要求

1. **理论授课教师**　原则上应具有高级职称，专科课程授课老师可放宽至具有中级及以上职称或研究生学历；应拥有丰富的临床管理经验、教学经验、科研经验。

2. **临床带教教师**　原则上应具有中级及以上职称，有专科护士证书者可适当放宽条件；临床工作满5年，专科工作经验满3年。

3. **临床实训基地负责人**　原则上应具有以下条件之一：①具有高级职称；②为护理部负责人；③具有分管专科护士的行政职务；④为专业委员会副主任委员及以上护理人员。

(二) 教师遴选流程

1. **理论授课教师的遴选流程**　理论授课教师由各专业委员会常委以上成员推荐。被推荐人填写专科理论授课教师申请表(见附录1)；经专业委员会初审通过后，被推荐至专科护士认证委员会终审

(对中级职称拟推荐为首次授课教师者,由专业委员会指定3名资深教师对其授课内容和方法进行点评和指导〔见附录2〕,平均成绩达80分及以上者,方可获得最终推荐);终审通过后,由专业委员会向教师发出授课邀请函并纳入专科护士培训教师库。在本专业公认的、有一定知名度的护理专家和临床医疗专家可由专业委员会主任推荐,专家个人简介资料推荐至专科护士认证委员会审核通过后,由专业委员会向专家发出授课邀请函并纳入专科护士培训教师库。

2. **临床带教教师的遴选流程**　临床带教教师由实训基地负责部门推荐符合条件的临床护士,推荐名额不少于该实训基地的专科护士学员数。被推荐人填写专科临床带教教师申请表(见附录3),经专业委员会审批通过后,推荐至认证委员会终审,审核批准后,由专业委员会通知实训基地安排其临床带教工作。

(三)实训基地带教教师培训

专业委员会在各个实训基地的临床带教教师中遴选和任命一名“专科实训总带教”,负责该实训基地其他临床带教教师的培训,以及负责临床实训的管理和教学质量控制等工作。在每一届学员实训前,由各实训基地的专科实训总带教组织安排入选的临床带教教师进行岗前培训,至少包括以下内容:

①解读本届学员临床实训及考核方案；②分享本专科护理操作技能的重点和难点的临床指导方法；③分享指导学员进行个案护理时的注意事项；④分享指导学员开展临床科研或专科质量改善项目时的方法与注意事项；⑤明确本实训基地专科护理操作过关项目和拓展项目；⑥解读本实训基地特色护理的实习或见习安排方案；⑦解读本实训基地临床实训考核项目考核要求及安排；⑧解读学员实训期间的相关管理制度。

（四）教师评价

专科护士学员在培训结束时对专科护士认证项目的教师进行评价，专科护士培训领导小组每年项目结束时须结合课堂评教和学生评教等情况对教师进行综合评价，评价不合格者取消下一年度授课/带教资格。

1. **专家课堂评教** 专科护士培训领导小组成员分别到现场全程旁听不同模块的内容，每个课程模块至少安排1名领导小组成员全程旁听1~2个课程，通过听课的形式进行课程检查、评估，包括对教师教学态度、教学内容、教学方法等方面进行评价，并填写现场听课评分表(见附录4)。

2. **专家综合评教** 专科护士培训领导小组成员根据学生评教、考试成绩及专家课堂评教等三个维度的得分进行综合评价，对理论授课教师进行

“优、良、合格、不合格”四个等级的评级。

二、教师授课与带教要求

（一）理论授课教师授课要求

1. 设置本专科适用的、覆盖专科领域的专科理论与技术操作课程。

2. 理论课程主要采用集中授课和讨论、案例分析、工作坊等方式进行。

3. 教师教学态度应认真，教学内容设计得当，采取有效的教学方法以调动课堂气氛使学生更好地理解教学内容。

（二）临床带教教师带教要求

1. 实行导师制，临床实训要求采用一对一或一对二带教模式。

2. 临床实训期间，临床实训教师严格按照专业委员会制订的实训手册的培训方案完成指定教学内容。

3. 须热爱带教工作，对教学工作有激情，对学员有耐心。

4. 能洞悉学员心理动态，相互沟通交流，了解学员实训实际需求。

5. 熟悉专科护士培训大纲，能按照大纲要求安排教学内容。

6. 具有扎实的专业理论基础，能进行专科业务授课，组织疑难重症病例讨论分析，熟悉专科前沿技术和知识，能指导专科护士学员提升专业知识和技术水平。

7. 每个临床实训基地至少配备 1 名总带教，负责该实训基地其他临床带教教师的培训，以及负责临床实训的管理和教学质量控制等工作。实训基地的专科实训总带教除应符合临床实训教师的上述条件外，还需具备丰富的专科实践经验，扎实的专科理论知识和专业技能，较强的教学、科研和管理能力，同时具有较强的责任心及关怀患者和关爱学员的职业素养。

第二节　理论课程的认证

一、教学目标

（一）通科理论知识培训

1. 识记

(1) 专科护士的角色定位、职能与核心能力。

(2) 护理伦理及法律常规基本知识。

(3) 人文关怀与人文护理的基本概念。

(4) 沟通的基本概念。

(5) 护理管理的基本概念。

(6) 临床护理教学的基本概念。

(7)护理研究的基本概念。

(8)患者安全。

2. **理解**

(1)专科护理的历史沿革、发展与现况。

(2)护理伦理决策与专科护理实践中常见的伦理问题。

(3)人文关怀与人文护理相关理论。

(4)影响沟通的相关因素。

(5)护理管理相关理论与方法、领导力。

(6)护理教学相关理论与方法。

(7)常用护理研究方法与设计。

3. **运用**

(1)在专科护理实践中应用相关伦理理论。

(2)在专科护理实践中体现人文关怀精神。

(3)在专科护理实践中有效应用沟通技巧。

(4)在专科护理实践中应用管理学、领导力相关理论。

(5)组织一次专科护理授课或患者健康教育讲座。

(6)完成一项个案报告、文献综述或开题报告。

(二)专科理论知识培训

各专科的专科理论知识培训目标不尽相同,由各专业委员会制订,通常包括专科护理的相关概念、理论框架;专科相关系统的解剖特点;专科领域常见病和多发病的病理及病理生理基础、临床表现、辅助检查、治疗和护理程序等；专科领域疑难、危重、复杂、罕见病的基础知识和护理知识；专科护理理论及其最新进展等。以呼吸与危重症专科护士的培训目标为例。

1. 识记

(1) 呼吸系统的解剖特点。

(2) 呼吸系统常见疾病的特点及诱因。

(3) 呼吸系统常见疾病的临床治疗原则及用药特点。

(4) 呼吸系统疾病的病情观察与护理评估。

(5) 呼吸科常用仪器的工作原理及应用原则。

(6) 呼吸介入治疗的基本概念和发展过程。

2. 理解

(1) 呼吸科常见疾病的临床表现与实验室检查结果。

(2) 呼吸系统疾病常用的病情监测指标判读及临床意义。

(3) 呼吸科常用药物的适应证、禁忌证及副作用。

(4) 呼吸科常见疾病的诊疗护理新方法、新进展。

(5) 呼吸系统急危重症的感染控制、抢救原则与要点。

(6) 呼吸系统疾病常见并发症的判断与处理方

法及预防措施。

3. 运用

(1)呼吸系统常见疾病的护理、用药指导及早期康复锻炼。

(2)呼吸系统疾病常用的辅助检查结果判读。

(3)呼吸系统疾病相关评分表及量表的使用。

(4)呼吸介入治疗的规范化护理配合及最新进展。

(5)呼吸科各类监测及生命支持仪器的连接使用、参数调节与突发情况处理。

(6)呼吸重症患者的护理注意事项及抢救流程。

(7)对呼吸系统疾病患者进行针对性的健康宣教与延续性护理。

(8)呼吸系统疾病患者护理最新进展。

二、教学方法

专科护士培训的常用理论课教学方法包括课堂讲授、小组讨论、角色扮演、情景模拟、案例分析、成组计划、翻转课堂、工作坊等。

1. 课堂讲授　讲授法是教师运用语言系统地向学员传授知识、描绘情景、叙述事实、解释概念、阐明规律和论证原理的教学。

2. 小组讨论　是教师运用启发、诱导的方式，引导学员针对学习内容、学习任务进行讨论，从而完成课堂教学的一种模式。

3. **角色扮演**　在角色扮演教学中，需要根据特定角色的情况和任务，将学员安排到模拟的、逼真的情境中，要求学员处理可能出现的各种问题。角色扮演法利用直观的学习方式，让学员直接面对贴近现实的情境，将课程知识与实践无缝对接，加深学员对教学内容的理解，提升学员学习的乐趣，开发思维潜能。

4. **情景模拟**　情景模拟教学是模仿临床真实环境，通过使用角色扮演、交互式视频、模拟人等技术展示操作步骤、体现决策和评判性思维能力的一种教学方法。

5. **案例分析**　是将具有一定代表性的案例与教学内容有机结合，兼顾理论知识的掌握与实践技能的培养，把学员带入特定的事件情景中来分析问题和解决问题，培养学员运用理论知识并形成技能技巧的一种教学方法。

6. **成组计划**　由一组人对专业上某一问题进行深入讨论，并制订解决问题的方案。

7. **翻转课堂**　是使用信息技术异步知识传授，课堂开展以学员为中心的个性化教学活动，整合在线学习和课堂教学，以达到最优效果的教学形式。

8. **工作坊**　主要是指由1名权威的负责人、10~20名成员组成一个团体，先确定一项主题，然后通过集体讨论、短时演讲、案例分享等形式共同探讨得出结论的一种组织模式。

三、教学内容

1. **通科理论知识**　教学目的为培养专科护士基本专业发展能力。主要内容包括专科护理发展、护理伦理、人文关怀与人文护理、护理管理、临床护理教学、护理研究方法等。

2. **专科理论知识**　教学目的为提高专科护士专科领域的护理能力。内容由各专业委员会制订。

四、课程安排

1. **总体安排**

(1)教学时长：占整个培训学时的1/3~1/2，不得超过1/2。

(2)学时学分：≥160学时；≥10学分。

2. **通科理论培训课程安排**　通科理论培训课程根据教学目标安排，详见表2-1。

3. **专科理论培训课程安排**　专科理论培训的课程由各专委会制订，不同专科的课程安排有所不同，但需要涵盖专科重要理论知识及前沿知识，达到上述专科理论知识培训的目标。以呼吸与危重症专科护士具体培训课程安排为例（表2-2）。

表 2-1　广东省专科护士通科理论培训课程安排
（以总理论学时数 160 学时为例）

培训模块	培训内容	学时
专科护理发展	专科护理发展现状	1
	专科护士核心能力、专科护士培养与使用	1
护理管理	护理管理概述	1
	临床护理管理	4
	护理领导力	1
护理教学	护理教学设计	2
	护理教学方法	4
	护理教学评价	2
护理研究	文献检索	2
	科研设计基本方法	2
	护理论文撰写	6
	证据总结与应用	2
护理伦理与人文	护理伦理、法律常规	1
	人文关怀与人文护理	2
	人际沟通方法与技巧	1
合计		32

表 2-2　广东省呼吸与危重症专科护士专科理论培训课程安排

培训模块	培训内容	学时
呼吸系统常见疾病的诊断、治疗与护理	肺炎的诊断、治疗与护理	3
	慢性阻塞性肺疾病全球倡议（GOLD）解读	2
	全球哮喘防治倡议（GINA）解读	2
	肺栓塞的诊断、治疗与护理	3
	肺癌的诊断、治疗与护理	2
	气胸的诊断、治疗与护理	2
	睡眠呼吸暂停综合征的诊断、治疗与护理	2
	肺动脉高压（PAH）的诊断、治疗与护理	2
	慢性阻塞性肺疾病急性加重期（AECOPD）合并Ⅱ型呼吸衰竭患者氧疗方案的选择及气道管理	4
	急性呼吸窘迫综合征（ARDS）的临床诊断与呼吸衰竭的救治	4
	肺移植手术的临床应用及护理	4
	呼吸系统疾病介入治疗的护理	4
呼吸系统危重症患者护理	呼吸系统危重症患者的各种评分表及量表使用	4
	呼吸系统危重症患者管道感染集束化干预及液体管理	4
	呼吸系统危重症患者安全质量管理	2
	呼吸系统危重症患者早期活动的时机选择及可能产生的健康结局	2
	儿童呼吸系统危重症的早期识别及护理	2
	人工气道管理	8
	ECMO 建立的护理配合与 ECMO 护理团队规范化建设	4
	俯卧位通气护理	4

续表

培训模块	培训内容	学时
呼吸系统疾病的延续性护理	慢性呼吸系统疾病肺康复护理质量评价体系的建立	2
	慢性呼吸系统疾病患者的营养管理及睡眠监测	2
	呼吸专科护理门诊与延续性护理	2
	慢性阻塞性肺疾病患者的延续性护理及肺康复指导	4
	社区呼吸系统慢性病管理	2
	呼吸系统疾病中医治疗进展	2
呼吸系统疾病常见专科护理操作	动脉血气分析操作流程及结果判读	4
	胸腔引流技术应用与引流管护理	4
	气道分泌物管理	4
	吞咽功能评估与干预	4
	常用吸入剂的使用	4
	肺癌经皮肺穿刺围手术期管理	2
	呼吸科常见影像学检查结果判读	3
	肺功能检查流程规范及结果判读	3
常见呼吸专科仪器使用及护理	经鼻高流量湿化氧疗（HFNC）仪使用指征及操作规范	3
	无创正压通气（NPPV）原理、临床应用及最新护理进展	3
	有创呼吸机应用与管理	3
	吸入疗法的规范应用	4
呼吸系统相关感染与控制	呼吸道传染病防护	3
	医院获得性肺炎（HAP）及呼吸机相关性肺炎（VAP）的预防及常见多重耐药菌感染的预防与控制	3
	预防中央导管相关血流感染（CLABSI）的集束化护理	3
合计		128

五、考　核

专业委员会成立"专科护士理论培训考核命题审核小组",根据专科护士培训目标、课程大纲及授课内容进行出题并于审核后纳入专科护士理论培训考核题库。

各专科理论培训课程结束时,由专业委员会负责组织和实施考核,并负责审核考试结果。考试内容需能够考查学员对每个模块的理论知识掌握程度及应用相关理论知识的能力。考试题量与各模块的授课课时数成正比,由授课老师及相关专家根据专科需求从题库中随机抽取100题作为理论考试内容。题型可设置单选题、多选题、判断题、案例分析题4种题型。考核满分为100分,理论知识考核合格分数为60分。

第三节　实训基地的认证

一、基地医院基本条件认证

(一) 医院综合实力

1. 申报专科护士实训基地所在的医院应为国家卫生行政部门认定的三级医院或三级专科医院。需达到符合条件的开放床位数、床护比、护士占比、

平均床位周转次数、床位使用率等。(参考《三级医院评审标准(2022 年版)》)

(1)卫生技术人员与开放床位之比 ≥ 1.15 : 1。

(2)病房护士与开放床位之比 ≥ 0.43 : 1。

(3)在岗护士占卫生技术人员总数 ≥ 50%。

(4)病房平均床位周转次数>19 次 / 年,重症>40 次 / 年。

(5)病房床位使用率 84%~93%,重症适宜的床位使用率为 75% 左右。

2. 具有符合条件的相关科室和符合专业方向的场所、设备和工作条件。如重症专科:病床数量应符合医疗机构的功能任务和实际收治重症患者的需要,并兼顾应对重大突发公共卫生事件重症救治的应急功能,ICU 病床数不少于医院病床总数的 5%;布局划分医疗区、办公区、污物处理和生活辅助区,各区域功能相对独立;功能用房与病房面积之比一般应达到 1.5 : 1 以上;设置应尽可能邻近手术室、医学影像科、检验科和输血科等,方便重症患者转运、检查和治疗。

3. 能提供医嘱处理系统、文件文书系统、护理不良事件上报系统等信息化系统建设与保障。

4. 医院综合实力强,在国内或省内具有一定影响力,能吸引专科护士学员来进行临床实训,可参考复旦版《中国医院综合排行榜》排名、《中国医院科技量值护理排行榜》排名。

（二）专科实力

1. 医院开设的专科数量，设备种类、数量均符合本专科学科建设与管理的要求。

2. 能够开展多项相应专科的护理技术，如连续性肾脏替代疗法（continuous renal replacement therapy，CRRT）、体外膜氧合器（extracorporeal membrane oxygenerator，ECMO）、超声辅助的经外周静脉穿刺的中心静脉导管（peripherally inserted central venous catheter，PICC）置管、连续性血流动力学监测、重症营养等技术。

3. 从全国临床重点专科数量、广东省重点专科数量等指标反映出医院专科的综合实力较强、规模较大。

（三）图书馆资源

有一定的文献信息资源保障体系，能提供多层次、高水平的信息资源服务，方便学员查阅获取文献资源，实现数据资源的共知与共享，助力科研与创新发展。

二、基地科室基本条件认证

（一）科室规模及建设

1. 科室人员资质、学历、职称等符合专科护士基地教学要求。

(1)科主任、专科护理带头人在本专科领域有一定影响力,有在中华或省/自治区/直辖市级别医学/护理学会任职。

(2)副主任医师及以上职称医生占科室医生比例≥20%。

(3)护士长需有本科及以上学历或主管护师及以上职称,本科及以上学历护士占科室护理人员比例≥30%,工作5年及以上护士占科室护理人员比例≥60%。

2. 基地科室的床护比、专科护士占比符合要求。

(1)床护比不低于1:0.43,特殊专科达到国家卫生健康委员会对专科的床护比要求。

(2)本专业专科护士数占科室在岗护士数比例≥20%。

3. 实训基地科室具有一定的专科特色,已是中华或省/自治区/直辖市培训基地。

4. 收治专科疾病情况、开展专科护理技术情况符合要求。

(1)收治至少5种专科疾病患者,能根据专科特色收治相应专科疾病患者。

(2)能开展多项专科护理技术,有相应的专科护理操作流程并有开展专科护理技术的情况记录。

5. 能组织多学科诊疗(multi-disciplinary treatment,

MDT）模式疑难病例讨论、护理会诊。

6. 科室设备及设施符合本专业学科建设与管理的基本要求，具备较好的专科工作基础，有教学示教室、多媒体教学设备及更衣柜等基本环境保障。如重症专科可参考国家卫生健康委员会 2022 年印发的《国家重症医学中心设置标准》。

7. 专科在国内或省内具有一定影响力，可参考复旦版《中国医院专科声誉排行榜》排名，或通过全国或省重点专科等能体现专科影响力的指标进行评估。

（二）临床教学水平及学科建设

1. 实训基地规章制度健全，有完善的教学管理架构，设置护理部 - 科 - 区三级管理架构。

2. 科室管理者指定专人负责教学工作，并制订各类人员的教学培训计划，规范地进行教学培训且教学内容符合教学目标。

3. 有承担国家级、市级或区级本专业继续教育项目，能定期开展相关学科讲座、专科理论讲座、专科护理技能考核等教学活动，并有记录。

（1）近 3 年承担国家级、市级或区级本专业继续教育项目至少 1 项。

（2）开展专科护理理论讲座每月至少 1 次。

（3）开展专科相关（医学、医院感染等）讲座每半年至少 1 次。

(4)开展专科护理技能考核每季度至少1次。

4. 带教师资团队有扎实的理论基础和丰富的实践经验,有一定数量符合专科要求(年资、学历、职称、专科护士等)的医护人员承担医院护生、进修护士、基地学员等的带教,以保障学生在学习期间达到学习和实践的要求。带教老师须符合第二章第一节专科护士培训的教师资格认证相关要求。

三、基地护理队伍结构认证

实训基地所在专科护理队伍专业技术职称、学历、年龄结构合理,中高级技术职称人员占总护士人数比例20%以上,本科及以上学历占总护士人数比例30%以上,工作5年及以上护士占总护士人数比例≥60%,实训基地负责人符合相应条件(见第二章第一节)。

四、规章制度认证

1. 实训基地所在医院实施基地主任负责制。由护理部负责人/专科护理学科带头人/专业委员会副主任委员以上护理人员/护士长担任实训基地主任,全面负责培训工作。

2. 医院成立专科护士培训管理委员会,配备专、兼职的培训管理人员,包括护理部人员、科护士长、护士长、专科护士、高级责任护士等各层级护理人员参加，职责分工明确。其办公室设在护理部或临床护理教研室，负责组织管理专科护士培训项目。

3. 成立专科护士实训师资团队，由专科实训总带教和临床带教教师组成，专门负责专科护士实训指导、考核、质量监督等工作。

4. 建立完善的实训基地管理、临床实训、入科出科标准、考试及考核等制度。

5. 定期组织对毕业后专科护士的临床任用情况开展调研并进行教学反馈。

第四节　临床实训方案的认证

专科护士临床实训方案由专业委员会制订，提交至专科护士认证委员会审核；专科护士认证委员会对实训方案的可行性及科学性进行认证，认证通过后专业委员会方可组织实训基地开展专科护士的临床实训。各专业委员会制订本专科临床实训手册（见附录5），专科护士学员按要求填写实训完成情况，指导老师负责审查。各项评估考核完成后、实训结束前，学员需完成实训总结，由带教老师完成实训评语。

专科护士临床实训的目的是培养专科护士将理论与临床实践相结合，灵活运用所学理论知识的能力。各专科临床实训的方案（实训目标、实训安排、实训考核等）在总体框架下的内容有所差异，本节以重症专科、伤口造口专科、静脉治疗（简称“静疗”）专科、呼吸与危重症专科相应临床实训方案的认证为例作为参考。

一、实训目标

通过教学实训，并且是不同基地之间的实习，使学员能够有效地将理论和实践相结合，运用所学的相关的专业基础理论知识、新理念、新技能，拓宽视野，提高专科技能，开展新业务、新技术，解决临床疑难复杂问题，促使学员成为一名合格的专科护士。

（一）重症专科

1. 理解 ICU 护士的角色和职责。
2. 实践危重症护理临床技能。
3. 为 ICU 患者执行身体评估。
4. 能够分析常用临床资料（如心电图、血气分析和其他血液检验）。
5. 掌握 ICU 监测仪器的操作技巧。
6. 掌握危重症患者的抢救配合。
7. 掌握整体护理知识、具有批判性思维。
8. 掌握 ICU 感染控制与预防知识。
9. 掌握 ICU 人际沟通技巧。

（二）伤口造口专科

通过教学实训，使学员能够运用所学的伤口、造口护理等理论知识和技能，在伤口 / 造口治疗师的指导下，正确进行伤口、造口等的各项护理，加深对所学的伤口、造口等理论知识与技能的理解与掌握。实训目标具体如下。

1. 提升处理疑难伤口问题等能力

(1)伤口部分

1)熟练掌握伤口的全面评估，针对性制订伤口处理计划。

2)熟练掌握各种慢性伤口包括压力性损伤、糖尿病足部溃疡、静脉性溃疡、动脉性溃疡、瘘管、肿瘤伤口、术后非一期愈合等伤口的护理。

3)熟练掌握各种伤口湿性愈合敷料的应用。

(2)造口部分

1)了解造口患者围手术期的护理。

2)掌握术前造口定位。

3)熟悉各种造口用品的性能。

4)熟练掌握造口患者术后造口周围皮肤并发症的护理。

(3)失禁部分

1)熟悉失禁患者的盆底肌肉训练方法。

2)熟悉间歇导尿方法。

3)熟练掌握失禁性皮炎的防治。

2. 提高临床教学、科研、管理能力

(1)了解伤口/造口门诊的运作和管理模式。

(2)了解国内外伤口造口治疗护理新进展，了解伤口造口护理的新材料新技术。

(3)具有书写护理个案的能力。

(三)静脉治疗专科

通过临床实训,巩固学员的静脉治疗基础知识和相关专业知识,增强护士人性化静脉治疗服务意识,进一步规范静脉治疗护理流程,避免静脉治疗并发症的发生,促进静脉治疗护理向专业化、程序化的方向发展,实现静脉治疗的最佳实践。通过实训,培养学员的专业思维能力,提高静脉治疗的操作技能水平和解决问题的能力,使其成为一名专业行为规范、思维敏捷、工作严谨、富有工作热情与创新能力的静脉治疗专科护士。实训目标具体如下。

1. 提高临床问题的评估和解决能力

(1)熟练掌握静脉留置针规范穿刺。

(2)掌握 PICC 盲穿技术及赛丁格置管技术,独立完成 5 例以上。

(3)熟悉 B 超引导下 PICC 置入术,在带教老师指导下完成 1~2 例。

(4)掌握 PICC 导管尖端 X 光定位方法。

(5)熟练掌握留置针、PICC、中心静脉导管(central venous catheter,CVC)维护技术,独立完成 15 例以上。

(6)熟悉输液港使用及维护技术,在带教老师指导下完成 1~2 例。

(7)掌握 PICC 置管患者常见并发症的处理。

(8)掌握导管相关性血流感染的诊治与预防。

(9)掌握常见药物外渗损伤的机制和处理方法。

(10)了解小儿静脉治疗特点及 PICC 置入技术。

(11)了解血液透析管的使用及护理。

(12)了解动脉监测及护理,掌握中心静脉压监测及护理。

2. 提高临床教学、管理和科研能力

(1)了解带教医院(培训基地)的管理(尤应侧重静脉治疗管理内容)及运作概况。

(2)掌握护理查房、临床小课、病例讨论的流程及注意事项。

(3)了解国内外静脉治疗护理新进展,具备静疗相关科研课题撰写和个案汇报的能力。

(4)了解医院静疗小组、静脉导管门诊的运作和管理。

(5)初步具备建立静疗专业团队的能力。

(四)呼吸与危重症专科

完成培训后,学员能够运用专业知识,以及娴熟的专业技术解决呼吸与危重症专科患者的疑难复杂问题。

1. 识记

(1)呼吸系统常见疾病。

(2)呼吸系统疾病基础知识。

(3)呼吸科常用仪器工作原理。

(4)呼吸介入治疗的概况及发展。

2. **理解**

(1)呼吸专科护士的角色和职责。

(2)呼吸系统疾病临床表现与实验室检查。

(3)呼吸系统疾病诊疗思路。

3. **运用**

(1)各项呼吸专科护理知识与技能。

(2)呼吸系统疾病及危重症患者常规护理措施。

(3)呼吸治疗各项基本操作护理配合技术。

(4)掌握气道管理技术,实施气道管理。

(5)掌握呼吸功能锻炼技术,指导患者进行呼吸功能锻炼。

(6)院内感染控制原则。

(7)护理个案、研究与管理。

二、实训内容安排

各专科实训内容安排由各专业委员会制订,故专科间均有所差别,但其内容设置均基于通过临床实训,加深专科护士对理论知识的理解和掌握,掌握专科操作技能及临床疑难复杂问题处理方法,提高临床科研、教学的能力的原则。

要求所有学员在实训期间完成规定的量化指标,达到实训目标。采用临床导师负责制进行实训。临床实训时间要求占整个培训周期的1/2~2/3。

(一) 重症专科

护士实训期间需满足 2 个轮回,6 个科室 / 医院的轮转。实训期间亦会进行理论授课,理论授课安排见表 2-3。

表 2-3　广东省重症专科实训理论培训内容安排表

授课内容	时间	授课时间
ICU 感染控制	第 1 周	45min
神经电活动辅助通气的护理	第 1 周	45min
俯卧位通气的护理	第 2 周	45min
呼吸机波形解读	第 2 周	45min
呼吸机模式及参数设置(观摩)	第 2 周	45min
呼吸机相关性肺炎的预防	第 2 周	45min
心电图的基本原理、心律失常	第 3 周	45min
有创血压及漂浮导管的护理	第 3 周	45min
连续的心输出量监测在液体管理中的应用	第 3 周	45min
ICU 护理质量指标的建立	第 3 周	45min
ICU 管道护理	第 4 周	45min
鼻空肠营养管的置入与护理	第 4 周	45min
护理业务查房(临床观摩)	第 4 周	45min
CRRT 在 ICU 的临床应用	第 4 周	45min
ECMO 的护理	第 5 周	45min
主动脉内球囊反搏的护理	第 5 周	45min
颅脑外科术后神经系统护理评估	第 6 周	45min
心脏手术后护理	第 6 周	45min
重症护理科研	第 7 周	45min
ICU 护士的专业化培训	第 7 周	45min

（二）伤口造口专科

通过临床实训，加深对理论知识的理解和掌握，提高整体伤口护理能力，掌握难愈性或慢性伤口的治疗，提高处理疑难伤口以及临床科研、教学的能力。专科护士学员实训期间需满足 2 个轮回，6 个科室 / 医院的轮转，实训期间亦安排理论课程学习。

（三）静脉治疗专科

由医院静疗小组组长具体负责学员的临床实训管理，做到专人负责，“一对一”导师式带教，确保教学质量，实训期间穿插理论课程学习。其中前 6 周以基地医院临床实践为主，第 7 周以各基地学员交叉学习交流为主；第 8 周学员主要完成静疗相关护理综述，建立专业团队的工作设想或计划书，进行资料的整理、手册的书写及录入工作。

（四）呼吸与危重症专科

实训时长为 8 周，需完成 2 个科室的轮转。实训内容包括护理工作制度、常见呼吸系统疾病护理、氧气疗法、吸入治疗、机械通气、人工气道管理、呼吸系统疾病特殊检查、呼吸意外事件的处理与抢救配合、各种管路护理、肺康复治疗与功能锻炼、疼痛管理、化疗药管理、终末呼吸系统疾病患者的照护、院内感染的预防和控制等。

三、考　核

临床实训的考核方式包括理论考核、技能考核、案例考核、临床小课、业务查房、成组计划等，各专科根据其专科情况选择考核方式，一般要求采取以上所有考核方式对专科护士进行全面考核。

（一）理论考核

每位学员需要完成规定的课时，并且理论考试合格。具体课时要求和考核题型由各专业委员会制订。笔试考核题目需贴合实训目标，不超纲、不出偏题怪题，在满分为 100 分的情况下，合格分数为 60 分。

1. **重症专科**　每位学员参加课表上的所有课时（7 周时间，每周 2~4 节课），培训课程需要现场签到，签到率不低于 80%。实训中后期会进行理论考核，通过理论考试才能合格。笔试题共计 20 题，包括单选和多选两种类型，考试时间共 60min。

2. **伤口造口专科**　每位学员全勤参与所有课程，并通过笔试考试才能合格。笔试考核范围需合理，涵盖皮肤、营养、伤口标准、权利法律、护患交流、疼痛管理、压疮预防、糖尿病足、敷料应用等方面。笔试题共计 20 题，包括不定项选择和问答题两种类型，考试时间共 90min。其中问答题占 67%，不定项选择题占 33%。

3. **静脉治疗专科**　每位学员全勤出席理论课，并通过笔试考试才能合格。笔试考核范围涵盖留置针穿刺与维护、PICC 盲穿技术及赛丁格置管技术、B 超引导下 PICC 置入术等方面。笔试题共计 50 题，包括单项选择和多项选择两种类型，考试时间共 60min。其中单项选择题占 80%，多项选择题占 20%。

4. **呼吸与危重症专科**　笔试考核范围涵盖护理核心制度落实、肺炎疾病相关知识及护理、COPD 疾病相关知识及护理、哮喘疾病相关知识及护理等方面，笔试题共计 73 题，包括单选题和问答题两种类型，考试时间 45min。其中单选题占 70%，问答题占 30%。

（二）技能考核

专科护士需在实训期间完成操作项目，并且进行日常操作记录，由带教老师进行综合质量评价（见附录 6）。在完成专科常用操作项目训练的基础上，各专科还需抽取考核项目对专科护士进行技能考核，操作分数均达到 80 分为合格。

1. **重症专科**　重症专科针对 ICU 常见操作，随机抽取 4 项操作里面的 1 项进行考核，包括人工气道吸痰技术（见附录 7）、心肺复苏、电除颤、血气分析技术。

2. **伤口造口专科**　技能考核主要针对学员对伤口的评估、对敷料的选择以及处理伤口能力等方面展开。

3. **静脉治疗专科**　根据实训基地科室的静脉治疗常用技术如静脉专科常见超声引导下三向瓣膜式 PICC 置管技术、非超声引导下三向瓣膜式 PICC

置管技术、B 超引导下中等长度导管置管及 PICC、CVC、输液港维护技术等进行考核。

4. **呼吸与危重症专科**　针对呼吸与危重症专科常见的技能操作，选取部分进行考核。

（三）案例考核

每位学员必须全勤参加临床实训，并根据临床实训时亲身护理的案例，书写一份书面的案例并进行汇报，由实训基地组织考核小组进行评分（见附录 8）。在笔试考核后 1 个月内提交案例汇报 PPT（中英文版）和案例报告各 1 份（见附录 9~ 附录 11）。

（四）临床小讲课考核

为培养并提高学员教学能力，每位学员在基地实训期间要完成一次小讲课，小讲课采取 PPT 汇报的形式，由学员根据实训基地实际情况及个人特长，在导师的指导下完成 PPT 制作及汇报。基地选取时间进行集中汇报并由各自导师点评及互评（见附录 12）。

（五）业务查房考核

学员在每个实训基地应该进行一次业务查房，并由实训带教老师进行评分（见附录 13），查房内容应根据基地内患者出现的护理问题及实际需求展开，查房目的应明确，有针对性地进行护理体格检查，发现患者的主要问题并加以解决。

（六）科研项目开题或成组计划考核

每名学员在实训结束前完成一份科研项目开题

或以小组为单位书写成组计划。每个实训基地可以按照人数将学员划分为若干个小组(每组成员 5~9 人),每个小组在实训期间均需要结合基地实际情况及自己学习到的知识,完成至少一个成组计划项目,成员每周可抽出半天到一天的时间共同完成。项目内容可以为质量控制(quality control,QC)、临床研究、循证研究、创新研究、指南或共识撰写等。完成形式包括文档及汇报 PPT 各一份,QC 项目文档需包括圈概况、主题选定、计划拟定、现状把握、目标设定、解析及要因确认、真因确认、对策拟定、对策实施、效果确认、标准化、总结及反思、参考文献,在实训临结束时进行 PPT 汇报。

亦可以使用成组计划进行专科护理临床护理项目改善开题和专科护士毕业汇报的考核,由专业委员会组织专家进行点评(见附录 14、附录 15)。

(七) 其他考核方式

各专科亦可采取其他考核方式,如客观结构化临床考试(objective structured clinical examination,OSCE),OSCE 是通过一系列事先设计的考站进行实践测试,针对模拟标准化患者进行临床资料的采集、评估、判断和实际操作处理等(见附录 16、附录 17)。考核紧密结合临床案例,模拟真实临床情境,能考察学员们的专业知识、技术水平以及综合能力。若使用 OSCE 则需要研究如何更加合理地设置考站,实现考试目的。

第三章

专科护士资格认证与能力评价

第一节　专科护士学员的遴选

专科护士学员经个人及单位推荐报名后，由专科护士认证委员会对报名学员统一审核、考核，包括思想政治条件，学历、资历条件，学术水平、业绩条件以及综合素质条件，经审核合格后录取。

一、思想政治条件

遵守国家法律法规，遵守医院规章制度；具有良好的职业道德，热爱护理专业，具有良好的敬业精神；积极主动承担工作任务，能够胜任岗位，较好地履行工作职责。

二、学历、资历条件

1. 具备执业资格的注册护士。

2. 原则上要求本科毕业从事本专科护理工作 3 年，或硕士毕业从事本专科护理工作 2 年，部分地区医疗机构确实需要发展专科护士的，可放宽至大专毕业从事本专科护理工作 5 年。

3. 护师及以上职称。

三、学术水平、业绩条件

1. 熟悉本专科领域国内新动态，掌握本专科护理最新理论和操作指南，在专科护理领域得到患者和同行普遍认可。

2. 能解决专科疑难复杂问题及难度较大的专科操作。

3. 教学能力较强，胜任多层次教学与培训工作。

4. 定期主持专科操作示范、业务查房、疑难病例讨论、授课等。

5. 按时完成临床、教学和科研工作量，岗位职责审核良好及以上。

6. 作为科室业务骨干，参与病区专项管理，推行专科质量持续发展。

7. 发掘本专科护理改进项目，制订专科护理工作指引、制度、流程等或带领护士开展推广专科新技术、新理论、新方法。

8. 具有较好的科研能力。

四、综合素质能力条件

具有良好的身体素质和心理素质；具有良好的临床护理能力、批判性思维能力、领导力和执行力、沟通与表达能力、自主学习及专业发展能力；具有一定的英语水平；能运用电脑、互联网等工具。

第二节 理论培训结果认证

一、学时学分要求

理论课程培训过程中严格执行考勤登记制度，学员需按照培训班理论课程设置情况，全勤参加培训，不得出现缺勤、迟到、早退等情况。具体教学时长及总学时要求参照第二章第二节的内容。

二、考核与成绩要求

理论培训结束后，对学员的理论知识掌握程度及应用相关理论知识的能力进行考核，可根据理论培训模块设置情况分模块进行考核，具体模块数和内容由各专业委员会设计。每次理论考试的题目在经“专科护士理论培训考核命题审核小组”成员审核后的题库中随机抽取100题，作为理论考试内容，满分为100分，总分60分及以上者为合格。考核不合格者，酌情给予一次补考机会，仍考核不通过者不能取得本课程培训结业证书。

第三节 临床实训结果认证

为有效结合理论知识与临床实际，培训机构除精心设计理论课程外，还需严格遴选临床实训基地及带教老师，进一步提升学生对理论知识的临床应用能力，掌握专科护理操作技能，并在临床实训过程中完成临床实训工作综合评价、专科护理技能考核、案例考核、业务查房、临床小课考核等。具体考核方法详见第二章第四节临床实训方案的认证。考核不合格者，酌情给予一次补考机会，仍考核不通过者不能取得临床实训结业证书。

一、实训理论课程考核

各专科临床实训期间的理论考核合格标准有所不同，大致分为以下两种类型。

1. **100 分为满分的考核**　60 分及以上为合格分；低于 60 分为不合格。考核不合格者，酌情给予一次补考机会。

2. **每次题目分数不定的考核**　按照实际得分与总分的百分比对成绩进行分级。成绩等级为 4– 及以下（正确率 ≤ 55%）为不及格（表 3-1）。

表 3-1　成绩等级说明

成绩等级	1	2	3	4+/4	4–	5
正确率	92%~100%	81%~91%	67%~80%	61%~66%：4+ 56%~60%：4	50%~55%	＜50%
是否及格	及格	及格	及格	及格	不及格	不及格

二、专科护理技能考核

1. **考核要点**　重点考核学员对专科护理技术操作流程、原则以及注意事项的掌握程度。

2. **考核项目**　由各专业确定，可考核1~2个专科操作。

3. **考核要求**　带教老师严格按照各项技术操作考核标准进行考核，满分100分的情况下80分为合格。

三、案例考核

1. **考核要点**　评估学员相关知识的掌握程度、临床思维、分析解决问题的能力、沟通技巧、沟通能力、个体教育能力、个案护理能力。

2. **考核方法**　学员在主实训单位完成个案护理1份，对病例进行全面评估，并做个案分析，根据患者的个体化情况，给予个体化护理及个体化教育。书写个案护理报告，并按照培训机构安排，在基地医院或培训学校集中进行PPT汇报，根据评分标准进行评分，满分100分的情况下80分及以上为合格。

四、护理查房或临床小讲课考核

1. **考核要点**　评估学员的临床思维、分析解决问题能力及护理查房或临床小讲课教学技巧的掌握程度。

2. **考核方法**　由带教老师选择一病例或临床小讲课主题,学员对病例进行护理查房或讲授临床小讲课。全程 20~30min 完成。要求:带教老师严格按照护理查房或临床小讲课考核标准进行考核,满分 100 分的情况下 80 分及以上为合格。

五、科研项目开题或成组计划介绍

每名学员书写一份科研项目开题报告或以小组为单位书写成组计划,临床实训结束前培训机构组织召开开题报告或成组计划汇报会,专家对学员开题报告或成组计划进行评价,满分 100 分的情况下 80 分及以上为合格。

六、临床实训工作综合评价

临床实训工作综合评价从自我评价和带教老师评价两个方面开展。从爱岗敬业、医德医风、尊师、仪容仪表,服务态度、关爱患者,工作责任心、主动性,工作开展的整体性与计划性,理论知识的实际运用能力,独立思考与解决问题的能力,专业知识及技能掌握程度,组织能力,沟通和合作能力,领导力,教育与培训能力等方面进行评价。要求学员及带教老师实事求是、客观公正地以优、良、中、差 4 个等级进行评价。

第四节 综合评价

专科护士认证委员会组织开展专科护士综合评价工作，确定综合评价标准，经该组织审核准入后，方可从事专科护士工作，持证上岗，并能够享受专科护士的有关待遇。专科护士不仅是临床护理高级实践者，还承担着教学者、科研者、管理者等多种重要角色。作为科室的重要师资力量，专科护士负责科室新护士、全国各地进修护士、各级专科护士等专科培训教学。因此，对专科护士的综合评价包括临床实践能力、领导力、专科护理质量管理能力、护理教育与咨询能力、循证与研究能力等九大核心能力方面。

一、临床实践能力

专科护士需具备引领专科护理工作的能力。

1. 每年独立完成至少 5 例疑难患者或 10 例一级护理患者的专科护理工作。

2. 每年指导完成至少 10 例疑难患者或 50 例一级护理患者的专科护理工作。

3. 结合最新指南、规范、专家共识等开展循证护理并进行个案积累，每年个案积累达到 20 例以上。

4. 推广和应用新成果/新技术/新理论/新方法每年1项以上。

5. 每月不少于1次主持或指导疑难病例讨论，分析疑难、复杂、罕见患者的专科护理问题，并提出护理措施，指导落实并追踪，撰写专科护理个案。

6. 为患者提供针对性的健康教育、健康促进工作。

7. 参加专科护理门诊，对于开设专科护理门诊的科室，专科护士应每周至少参与1次专科护理门诊工作。

8. 参与制订或修订不少于1项符合本专科发展的护理工作指引、疾病常规等。

二、领导力

1. 在工作中起带头示范作用，为所管患者提供优质专业服务。

2. 在工作中，能适当授权、监督、协调、指导下级护士工作，促进患者健康。

3. 参与制订本专科有量化指标的工作计划及未来发展规划。

三、专科护理质量管理能力

1. 每月完成科室专科小组质量标准的检查及相关措施的落实。

2. 组织制订本专科护理工作指引，制订并审核所在专科各项护理工作标准、护理质量评价标准。

3. 积极协助护士长做好病区专科护理管理工作，指导下级护士的专科护理工作以保证其护理质量。

四、护理教育与咨询能力

1. 担任进修护士/专科护士学员导师，负责落实带教。

2. 每年主持病区及以上级别护理查房、病例讨论、授课等4次以上。

3. 为患者提供必要的、专业的咨询和健康教育。

4. 参与基层医院技术帮扶工作，促进医疗卫生事业的均衡发展。

5. 申请/组织护理继续教育项目，每年至少参加1次省级及以上继续教育培训。

五、循证与研究能力

1. 掌握护理学科发展前沿动态，组织或参与开展本专科护理科研工作，每年在具有一定影响力的护理专业期刊上发表1篇论文。

2. 具有撰写论文、申请课题、总结成果、申请专利、编写专著、编写专科护理标准/指南/规范、翻译与引进标准/指南/规范等能力。

六、专业发展能力

1. 具有终身学习的态度，掌握学科前沿理论，参与推动护理专业发展。

2. 为自身专业发展制订目标并努力实现。

七、法律与伦理人文决策能力

1. 实时了解立法和专业条例的修改，并根据这些修改，对护理实践做出适当调整。

2. 根据相关法律法规，明确并履行工作职责。

3. 工作内容符合专科护士的工作职责要求。

4. 结合专业背景，积极参与政策、标准的制订与修改。

5. 实行监督职责，并及时杜绝工作中可能存在的法律问题。

6. 识别并参与应对工作中可能存在或已经存在的伦理问题和事件。

7. 致力于建立和培育健康的工作环境，促进工作场所的健康安全。

8. 能从伦理的角度上探讨及改进护理措施和服务。

八、沟通与团队合作能力

1. 指导下级护士掌握有效沟通中的影响因素，

包括生理、社会、心理、精神和文化等因素。

2. 指导下级护士在工作日常沟通和专科护理过程中使用标准化的沟通方式。

3. 运用有效的沟通策略，告知患者及健康专业相关人员健康评估结果及诊断。

4. 就患者出院后延续性护理方面沟通咨询其他卫生服务机构。

5. 具备正确应对、分析较复杂投诉或纠纷，制订对策及指引的能力。

6. 与医护团队建立良好的专业关系。

7. 组织多学科护理会诊、疑难病例讨论或查房，制订护理措施。

8. 在上级护士指导下与国内行业专家沟通、交流及建立合作。

9. 参加专科护理会诊，包括院内护理会诊，解决护理疑难问题，指导临床护士开展工作，提升护理质量。

10. 积极参加专科护士研讨会及专科护理小组的其他学术活动。

九、韧性能力

1. 能展现出有信心、有能力面对挑战，并能坚持信念，不逃避挑战。

2. 能识别患者和其他护士心理韧性降低的高

危因素，并给予心理支持和疏导。

第五节　继续教育及科研要求

1. 各专科护士培训基地制订专科护士毕业后继续教育手册，专科护士需按要求规范进行填写。

2. 专科护士毕业后每年最少参加2次该领域的学术活动。

3. 各领域专科护士每年至少参与各专业委员会组织的学术交流活动1次。

4. 专科护士应在其专业领域内积极地开展科研工作，包括学术专著撰写、论文撰写和改革创新等工作。

第四章
专科护士的实践及追踪

第一节　专科实践的范围

专科护士临床实践应以广泛的科学知识和扎实的临床护理知识为基础，专科护士在处理临床相关事宜时，应该“知道为何这样做”“知道怎么做”“知道由谁来做”。专科护理实践的首要特点在于护士实践水平、广度和深度均高于一般注册护士，他们对专科或交叉领域的知识有着评判性认识，有责任、有能力在复杂的临床环境中发展或变革护理实践，能有效弥补医疗资源需求和供给间的差距，不仅为民众提供高质量照护，而且能显著降低医疗费用。专科实践的范围主要包括以下 5 个方面。

一、直接临床实践

直接开展患者的临床实践是目前专科护士临床实践的主要内容，是体现其专业技能的重要环节，也是最能够体现其专业价值的核心部分。专科护士凭借丰富的专科及交叉领域的知识和经验，可以为患者提供准确的护理评估、细致的病情观察、准确的治疗护理措施、专业化的咨询和健康教育及完善的随访管理等。其主要职责包括：负责复杂疑难患者的直接护理；承担院内外专科护理会诊；参与 MDT 疑难病例讨论；根据需求参与专科护理门诊出诊等。

直接临床实践的范围包含但不限于以下几个方面。

1. 正确使用评估量表，准确进行患者的护理评估。

2. 掌握并运用专科先进护理技术，独立完成专科疑难、危重或特殊病例护理。

3. 独立完成典型病例的护理个案报告。

4. 主导急危重症患者的抢救。

5. 参与各类突发事件的应急情况处置。

6. 有条件者参与专科护理门诊出诊。目前，根据患者需求及专科发展现状，很多医院都开设了护理专家门诊，包括糖尿病、伤口造口失禁、静脉治疗、精神心理、腹膜透析、母婴护理、营养管理专家门诊等。以伤口造口失禁专科护理门诊为例，专科护士参与门诊出诊及病房会诊，工作内容包括建立慢性伤口造口患者档案，对慢性伤口、造口、失禁患者进行及时、准确、动态的评估，并进行及时恰当的处理，对造口患者进行术前定位，为造口患者提供日常生活、饮食指导、心理指导以及健康宣教，预防和处理造口相关并发症，并对患者进行定期随访管理。

7. 有条件者开展出院延伸护理与居家护理服务。

8. 能够预见患者潜在的护理问题并提出干预措施，为临床实践提供指导。

9. 积极参加并组织院内外护理疑难病例讨论、会诊和查房，提出意见和建议，指导护理人员开展临床实践，落实干预措施，追踪干预效果。专科护理实践强调对患者潜在的健康问题进行诊断和管理，随着多学科合作诊疗模式的推进，专科护士在MDT工作中发挥着不可或缺的作用。例如在糖尿病足慢性伤口MDT讨论中，学科涵盖了伤口造口专科、内分泌科、骨科、整形外科、血管外科、疼痛专科、营养科等，各学科专家共同商讨复杂案例的治疗干预。通过MDT讨论，专科护士能够更加详细了解患者的综合情况，做出伤口方面的专业判断，为优化干预方案提供专业性意见和建议，进一步保障患者的治疗效果。

二、专科教育培训

专科护士作为本专科领域的护理专家，应及时向临床护士传递专业新理念、新知识和新技能，指导本专科领域的护理人员或学生开展临床实践。各医院通常以组建专科护理委员会或专科护理小组，如ICU、伤口造口、糖尿病护理、静脉治疗、心理舒缓、营养管理小组等，每月通过培训授课、专题研讨、疑难病例讨论、业务查房等多形式对临床护士开展分层级的继续教育培训，提升整体护理队伍的专科护理水平。

专科护士也承担护理研究生的专科实践教学和理论授课，根据研究生教育各个环节的需求，参与制订专科护理的培养内容以及教学方案。这种教育模式不仅能够提高护理研究生的专科实践水平，而且对研究生未来的职业规划能够起到方向性指引作用。

专科教育培训的范围包含但不限于以下5点。

1. 制订专科教育计划。

2. 开展学生、新入职护士、进修护士、规培护士、专科护士学员的教学。

3. 向学生或护理人员讲授本专科领域相关知识，示范并指导专科技能。

4. 定期组织开展患者健康教育或科普活动。

5. 开展专科疾病的延续性护理，有条件者为患者提供“互联网+护理”咨询服务。

三、质量控制与管理

专科护士参与专科护理质量管理，预防和处理并发症，保障患者安全。由于其专业性，专科护士在临床质量控制上体现出重要的作用，其主导、参与制订专科护理常规、制度、标准和规范化流程，推进相关医疗护理质量改进项目。制订专科相关质量监测指标，定期收集、统计分析质量监测数据，针对不达标的项目，进行原因分析，制订改进措施并监测实施效果。以伤口造口专科为例,可由伤口造口专科护士主导编制院内压力性损伤预防、管理制度与标准,对院内Ⅱ期及以上压力性损伤发生率、压力性损伤预防措施有效落实率等进行监测,实现质量的控制与持续改进。

质量控制与管理的范围包含但不限于以下 4 点。

1. 主导或参与专科护理常规、流程、相关制度的修订。

2. 参与医院或科室的专科护理质量标准的制订。

3. 运用根本原因分析(root cause analysis, RCA)、失效模式与效应分析(failure mode and effect analysis, FMEA)和 PDCA(plan, do, check, act)等质量管理工具开展质量改善活动。

4. 主持或参与患者安全(不良)事件分析,提出改进意见和建议,在改善专科流程和指引中发挥作用。

四、专业辐射与拓展

深厚的专业基础使专科护士在带动或者促进区域内本专科护理的发展中起着不可或缺的作用。

专业辐射与拓展的范围包含但不限于以下 4 点。

1. 在国家级、省级学术团体任职,带动学科的发展。

2. 组织建设专科护士培训基地,带动相关护理专科的发展，提高专科护理水平，发挥区域辐射引领作用。

3. 参与编写全国性护理行业技术标准和专家共识，推动整个专业的规范化、标准化进程。

4. 专科护士需具备一定的领导力，在团队中起带头作用，协同促进专科发展。

五、科研创新

专科护士应开展一定的科研与创新工作。由于专科护士具有丰富的专业知识、技能和临床经验，并经过专门的教学和科研训练，应了解学科最新研究成果，吸取相关经验，致力于专科发展，针对临床发现的问题，积极开展科学研究与创新活动，建立循证概念，及时参与更新指南、指引，指导临床护理实践，更好地服务患者。

科研创新的范围包含但不限于以下6点。

1. 参加学术交流活动。

2. 开展本专科领域的护理科研。

3. 开展护理用品的质量改善或创新发明。

4. 引进或开展新技术、新项目。

5. 掌握本专业前沿知识并组织临床护士进行学习。

6. 对实践中有疑问的护理问题积极查阅文献寻找最佳证据。

综上所述，通过专科护士的临床实践，能进一步整合本专科理论知识与技能的概念并运用在本专科患者个案管理中；能培养出专科护士整体临床思维能力，落实在患者专科救治中；建立循证概念，及时更新指南、指引，指导临床护理实践；能表达并传递最新学习的专科知识及技能给同事；能为专科的病患考虑，提供优质护理，保障患者生命安全的同时促进患者日后生活质量改善；提供更加专业的护理，让患者及家属满意，最终带动或者促进区域内本专科护理的发展。

第二节　专科实践的标准

专科护理实践范围和标准是规范化实施专科护理的行业标准，也是各国护理标准研究的重点内容。护理实践标准是一个权威的声明，阐述了护士的角色、服务人群、有关岗位任务。这些标准是具体的，可测量的，在一定时间内标准保持稳定性，但标准也受护理专业的动态变化而改变，因此标准需要受到正式的、定期的检查和修改。标准可以被用于检验护理人员的专业能力，也能够通过评价这些标准的实施情况来衡量判断专业的发展。

2018 年 1 月，美国伤口造口失禁护理协会（Wound，Ostomy，and Continence Nursing Society，

WOCNS）在第 2 版《伤口、造口和失禁护理实践范围与标准》中，修订了 17 条实践标准，描述了造口、伤口和失禁护理实践在评估、诊断、结果识别、制订计划、实施护理（包含合作护理、健康教育和健康促进）、效果评价、伦理道德、文化一致性、沟通交流、协同合作、领导能力、教育、循证实践和研究、实践质量、专业实践评价、资源利用和环境健康 17 个方面的实践标准和胜任能力。

广东省专科护理实践的标准系根据多年实践经验，参考结合国内外护理内容所制订，基于实践中应用护理程序的步骤，包括评估、诊断、结果鉴定（目标）、计划、实施、评价等。以老年专科护士专科实践标准为例，用可测量的术语指标为老年护理实践提供了一个框架，具体包括评估、诊断、制订目标、计划、实施、护理协调等 17 个方面的内容。

广东省老年专科护士专科实践标准

老年专科护士专科实践标准阐述了护士的角色、服务人群、岗位职责，确定了老年护理人员的责任，反映了老年护理的价值观和优先权，这些标准是具体的、可测量的，用可测量的术语为老年护理实践的评价提供了一个框架。

老年专科护士专科实践标准主要根据在实践中应用护理程序的步骤制订，包括评估、诊断、结果鉴定(目标)、计划、实施、评价等。延续性护理、整体护理、护患关系、家庭关系在整个护理实践过程中亦至关重要。护理程序形成了临床决策的基础,也包括了老年专科护理人员为老年人、其家人和照护者采取的所有重要措施。老年专科护士应擅长的内容包括以下 7 点。

1. 提供与年龄、文化、精神状况等相适宜的身体与心理关怀和支持。

2. 从生命的角度去理解对老年人的歧视,贫穷和失能的含义和对老年人的影响。

3. 对老年人及其家人进行有关慢性疾病、精神卫生健康和治疗方面的教育。

4. 协调老年照护机构和照护者之间的关系,关注老年人的住房、饮食、交通问题和社会支持的重要性。

5. 保持安全的护理环境。

6. 管理和及时有效地沟通信息,同时保护个人隐私。

7. 认识到专业间合作在解决老年人复杂需求方面的重要性。

标准 1:评估

全面收集老年人身心健康状况的数据。

1. 优先评估老年人急需解决的情况及最基本的需求、个人身心健康保健目标、文化水平、心理与社会经济情况和心理预期。

2. 评估是系统的、连续的过程，应使用适当的基于循证的、标准化的评估工具和技术。

3. 在适当的护理环境下评估，资料收集对象包括老年人、其家庭、相关重要人员、指定照顾者和其他卫生保健提供者。

4. 使用分析模型及能够解决问题的其他工具。

5. 评估的相关数据包括风险因素和药物。

6. 启动与老年人现状相关的诊断性检查并对其进行解释。

7. 完成全面评估，以确定老年人的护理需求。

标准2：诊断

通过分析收集到的评估数据来确定诊断或问题。

1. 根据评估的数据得出诊断、需求和问题。

2. 记录诊断、需求和问题，制订预期目标和计划。

3. 系统地比较临床指标，发现正常和异常的变化，包括精神症状和进展。

4. 利用在面谈、检查、诊断程序中所获得的数据和信息来确定诊断。

5. 帮助其他护理人员提高护理评估和诊断的能力。

标准3：制订目标

基于老年人的个性化的护理计划制订预期结局

目标。

1. 制订与老年人、家庭、重要的人、指定的照顾者和其他健康保健提供者有关的具有可行性的预期结局目标。

2. 提出与文化相适应的、与诊断相对应的、恰当的预期结局目标。

3. 制订目标时考虑目前的科学证据、临床经验、相关风险等。

4. 定义预期目标时考虑涉及的老年人价值观、伦理道德、环境现状、相关风险、收益和成本。

5. 提供延续性护理的预期目标。

6. 基于老年人的状态变化和评价情况修改预期目标。

7. 记录与预期目标相关的可测量性指标。

8. 通过积极开展循证实践来制订完整的、科学的、可实现的预期目标。

9. 通过结合临床疗效的连续性和一致性，来明确预期成果。

10. 使用与促进老年人健康目标有关的临床实践指南。

标准 4：计划

制订计划来达到预期目标。

1. 计划需具有个性化，以人为本，考虑到老年人的特点、病史和现状。

2. 建立与老年人、家庭和相关其他人员的合作性计划。

3. 计划包括解决每个诊断或护理问题的策略，其中可能包括促进、恢复功能和健康的策略；疾病、意外伤害的预防；临终关怀。

4. 提供连续性护理计划，尤其关注整个护理过程中的过渡（转折）点。

5. 计划包含实现的途径或时间表。

6. 计划体现老年人、家庭和其他相关人员的优先权。

7. 明确评估、诊断策略和诊疗计划，诊疗计划需结合目前证据制订，包括数据、研究、文献、与老年护理相关的临床专家共识。

8. 选择和设计能满足老年人多方面需求、解决疑难复杂性问题的策略。

标准 5：实施

1. 安全、及时地实施护理计划。

2. 针对诊断和问题，采用以证据为基础的干预措施和治疗。

3. 利用社区资源实施计划。

4. 与老年人、护理同事、跨专业团队成员和其他人员合作，实施护理计划。

5. 记录计划执行情况、改进措施，根据执行情况实时修改计划。

6. 在护理实践中，应用成熟的护理新进展和策略，以达到最佳效果。

标准 6：护理协调

1. 协调计划的执行情况。

2. 解决计划实施中的相关问题。

3. 记录协调情况。

4. 为老年人提供全面完整的医疗服务，专科护士在跨专业医疗保健的协调中起领导作用。

5. 整合数据和信息，构建必要的社区支持措施，包括环境改造。

6. 协调社区资源，加强连续性护理。

标准 7：评价

1. 进行系统的、持续的、基于标准的评价，评价计划实施的结果。

2. 在评价过程中与老年人和其他参与护理过程的人合作。

3. 评价护理计划的结果，包括老年人的反馈和预期结果的实现情况。

4. 记录评价的结果。

5. 根据需要进行实时评价，根据病情变化修改调整诊断结果、计划和实施情况。

6. 评价诊断的准确性和干预的有效性，这关系到老年人预期结果的实现。综合评价的结果来判定计划对老年人、家庭及社区的影响。

7. 根据评价的结果适当建议或进行流程或结构的修改,包括政策、护理程序等。

标准 8:实践的质量

系统地提高护理实践的质量和工作成效。

1. 在符合伦理的范畴内运用护理程序,彰显护理工作的质量。

2. 参加质量改进活动并运用质量改进活动的结果来推动护理实践以及医疗保健系统的改变。

3. 在护理实践中,如果没有达到预期的结果,要结合新知识来推动护理实践的改变。

4. 评价提供给老年人及其家庭的服务质量。

5. 评估实践环境、基于护理质量,开展科研活动。

6. 优化护理流程,提高护理实践的质量。

标准 9:专业实践评价

根据专业实践标准、指南和相关的法规法则对护理实践进行自我评价。

1. 针对不同老年人的文化差异提供个性化的护理服务。

2. 定期进行自我评价,识别优势领域和未来专业发展方向。

3. 从老年人、同事和其他人员处获得护理实践的反馈。

4. 酌情参与系统内同行评审。

5. 在评价过程中，采取行动实现确定的目标。

标准 10：教育

获得老年专科护理实践的相关知识并进行传播。

1. 确定个人关于老年护理知识的需求。

2. 根据个人学习需求和实践设置参与老年专科护理继续教育。

3. 相关知识要以循证实践为基础，能适应老年人健康和社会需求的变化。

4. 为了满足在临床实践时的技巧和能力需求，寻找实践的经验方法。

5. 获得适合专业领域、角色和环境的知识和技能。

6. 维持良好的人际交往和信息技术能力，符合老年护理实践要求。

7. 通过参加护理职业继续教育项目、讨论会、研讨会等，分享实践经验及研究进展。

8. 做好专业档案记录，为工作胜任力和终身学习提供依据。

9. 给护理学生、护理团队成员和其他人树立榜样。

10. 应用现代医疗保健研究结果和其他证据来扩展临床知识，提高护理能力以及增加老年护理和其他专业热点知识。

11. 提供严谨专业的、持续的社区老年教育。

12. 介绍或发表老年专科护理专业知识内容。

13. 在老年专科护理领域为其他专科护士提供学习资源。

14. 指导或教育护理及其他专业学生。

标准 11:沟通

与同领域的专业人员互动交流,共同促进专业发展。

1. 与同领域的人共享护理专业知识和技能,参加学科活动如老年护理会议,包括正式或非正式会议、在线讲座。

2. 对同行的实践和表现提供评价和反馈。

3. 与同领域人员互动交流,促进护理实践质量的提高。

4. 维持相互帮助的关系,增强团队和机构的工作效率和质量。

5. 参与跨学科团队,使用交叉学科知识助力专科护士角色发展、老年专科护理实践和研究。

标准 12:协作

与老年人、老年人家属及其他重要人员、跨学科团队、社区等进行合作,指导老年专科护理实践发展。

1. 就老年护理和护士角色与老年人、老年人家属、其他重要人员、跨学科团队、卫生保健提供者、社区等展开交流。

2. 协作建立聚焦于护理服务计划，明确与老年人、老年人家属、其他重要人员、跨学科团队和相关人群的沟通交流。

3. 与他人协作，通过向老年人、重要人群进行知识宣教，产生积极的影响。

4. 在延续性护理中与其他卫生保健提供者及社区展开合作。

5. 与其他专业合作，通过跨学科活动如教育、咨询、管理、科技发展和研究来强化老年护理。

6. 促进卫生保健团队和社区其他成员的跨学科进程。

7. 通过护理计划文件交流等提高老年护理水平。

标准 13：伦理

把伦理道德规范融入所有实践中。

1. 在提供护理服务时，老人享有自主权，应维护其文化取向、保护老人尊严、维护老人权利和尊重老人意愿。

2. 对老年人护理相关数据进行保密。

3. 通过适当教育，倡导向老年人、老年人家属和其他重要人员说明老年人的权利，使他们积极参与护理程序、检验、治疗和研究。

4. 成为帮助老年人发展、维护自身技能的倡议者。

5. 在专业界限之内维护护士和老年人治疗性的、工作性的关系。

6. 积极开展老年人自护实践、压力管理。

7. 告知老年人有关医疗保健方案的风险、益处和结局。

8. 参与到跨学科团队中，处理伦理道德风险等问题。

标准 14：研究

把研究成果运用到实践中。

1. 运用可获得的最佳证据，包括研究成果，指导实践决策。

2. 积极参加与护士教育水平和地位相适应的各种研究活动。

(1) 明确适合老年护理研究的临床问题（老年护理和护理实践）。

(2) 参与数据收集（调查、试点项目、正式研究）。

(3) 参与科研项目。

(4) 与同行和其他专业人员分享研究活动和研究成果。

(5) 运用研究成果发展护理政策、程序，制订老年护理实践标准。

(6) 整合研究作为学习的基础。

3. 通过研究或整合研究中的发现、理论、标准、方法创新等，来提高老年专科护理实践。

⑴通过讲座、研讨会、期刊发表、著作出版等正式推广研究成果。

⑵分析说明研究在实践中的应用。

⑶发展循证教育项目，促进和标准化多学科团队间的循证护理传播。

标准 15：资源利用

在制订护理计划、提供护理服务时要考虑老年人安全、治疗效果、费用和影响实践的因素。

1. 当在对老年人有同样预期效果的几种护理服务中进行选择时，需评价如老年人安全、治疗效果、实用性、医疗费用、护理效能等相关因素。

2. 帮助老年人和家属确定并提供适应的、有效的护理服务，提出健康相关问题，满足老年人需求。

3. 基于老年人需求和现状、潜在伤害、老年人病情的稳定性、护理任务复杂性和结果的可预测性分配护理任务。

4. 根据相关法规帮助老年人及其家庭进行医疗保险报销等。

5. 利用医疗机构和社区资源开展跨学科护理计划。

6. 整合政策、医疗机构和社区资源，努力满足老年人及其家属需求。

7. 开发创新性方案，解决老年人护理问题，旨在促进资源有效利用、保持护理质量和实现老年人目标。

8. 发展评价策略，研究老年人安全、护理质量、成本效益、护理实践效率等。

标准 16：领导力

在专业实践环境中和专业上提供领导。

1. 作为团队执行者、建设者和领导者参与团队工作。

2. 努力创建并维持健康工作环境并发挥区域性的影响作用。

3. 通过指导和其他策略促使他人成功。

4. 积极参与护理质量控制工作。

5. 积极加入学术性组织如中华或省 / 自治区 / 直辖市护理学会，促进护理事业进步。

6. 致力于影响决策制订，促进老年护理发展。

7. 提供指导以提升卫生保健团队护理效果。

8. 参与 / 主导建立和修订手册和指南。

9. 通过撰写、发表论文及为专业的和 / 或非专业的人演讲促进信息交流和专业发展。

10. 积极创新以影响实践流程和促进健康结果。

标准 17：倡导

提倡保护老年人健康、安全和权利。

1. 使老年人和家属有健康管理和决策的知识。

2. 尊重个体、家属、社区的道德和法律权利。

3. 为对医疗系统相关知识有疑惑的老年人和家属解答。

4. 促进以老年人为中心的护理，包括明确、尊重和关心老年人的差异、价值观、喜爱和表达需求。

5. 保证老年人和其家属的尊严和关怀。

6. 作为跨学科团队成员要明确护理角色，为老年人提供高质量的、安全的护理。

7. 监管医疗资源来促进老年护理的公平性。

8. 重视老龄化问题，积极倡导保护老年人权益。

9. 倡导对老年人个人、家庭、社区的教育。

10. 倡导与老年护理相关的活动，尤其是针对复杂健康问题开展活动。

第三节　专科护士能力的追踪

专科护士总的能力水平应包含专业知识能力、专业实践能力、教育指导能力、护理管理能力、科研能力、职业素养能力等方面，充分发挥专科护士高级护理实践的提供者、咨询者、教育者、研究者、管理者和创新者的角色。专科护士能力的追踪是为了保证专科护士具备专业能力，掌握专科的前沿知识、技能及科研方法等，能够在专科领域发挥带头作用，为患者提供优质、高水平的专科护理服务。

一、专业知识能力

1. 熟知本专科护理学的概念、内涵、理论框架、工作范围、特征及其发展趋势。

2. 掌握本专科护理理论及其最新进展。

3. 掌握本专科领域疑难、危重、复杂、罕见病的基础知识和护理知识。

4. 掌握各护理文书书写的基本要求和专科要求。

5. 掌握本专科领域常见病和多发病的病因、诱因、病理及病理生理基础、临床表现、辅助检查、治疗和护理程序等。

6. 掌握专科护理评估技术；掌握专科护理重点技术；掌握专科仪器设备使用技术；掌握专科特色护理技术。

7. 掌握护理专业服务相关政策、法规。

二、专业实践能力

1. 掌握本专科临床常用基本技能和相应专科护理技能；掌握并运用本专科先进护理技术。

2. 运用多种方法或工具（如评价量表等）对患者的饮食行为、睡眠、运动、心理、社会适应行为、生理、健康行为等进行评估。

3. 通过评估患者提供的资料及对患者的认知、行为、状况进行综合分析发现护理问题。

4. 掌握专科各种筛查技能，提高评估及判别能力，能够识别早期风险因素并进行护理干预，预防并发症。

5. 承担疑难、危重患者专责护理；制订危重患者护理计划；主导急危重症患者护理抢救。

6. 开设专科护理门诊，参加院内外护理会诊工作，主持与实施专科护理查房，组织与参与疑难病例的护理讨论。

7. 参与突发公共卫生事件救治。

三、教育指导能力

1. 健康教育能力

（1）能参与制订专科相关的健康教育资料。

（2）通过循证的方法，运用多种方法对患者和家属开展教育、咨询和指导；开展个体化教育，对患者及家属进行针对性指导。

（3）了解患者的治疗方案，为患者及家属提供相关指导。

（4）开展患者及家属培训课堂，培养患者及家属正确对待疾病的理念。

（5）为患者及其家属提供情感和信息支持；具备同理心，有较好的共情能力。

（6）有良好的沟通能力，与患者及家属能进行良好的沟通并维持良好的护患关系。

(7)促进患者和家属行为改变，提高患者的自我管理能力和照护者护理能力。

(8)利用有效的社会资源，对患者及家属提供社会支持帮助。

2. **指导能力**

(1)临床带教年轻护士、进修生、实习生，指导其掌握本专科相关的护理知识和技能。

(2)能指导其他护理人员开展本专科的科研工作，促进专业发展。

(3)开展新业务、新技术等培训与考核。

(4)作为院内师资指导专科护士。

3. **教学能力**

(1)医学院校本科/专科或院内外理论授课，能够很好地把握专科教学内容的重点和方向，教学目标明确。

(2)能积极参加本专科的教学活动并制订合理的教学计划，组织教学考核。

(3)熟练运用多种教学技巧和适宜的教学方法，充分利用各种可获得的教学资源，以达到良好的教学效果。

四、护理管理能力

1. **计划能力**

(1)能根据实际情况为患者制订护理目标，包括短期目标和长期目标。

(2)根据所制订的目标制订相应的可实施性强的措施。

(3)能够很好地推动专科新理念、新业务、新技术的开展。

2. **组织能力**

(1)组建专科发展委员会或专科护理小组并开展专科培训,提升专科护理质量。

(2)能积极组织开展专业领域护理新动态、新知识和技术的学习活动。

(3)能够独立组织实施本专科临床护理工作,并能取得较好的护理效果和质量。

(4)在对团队成员支持、指导、监督的基础上,鼓励团队成员开展专科护理活动。

(5)开展多学科合作,在不同领域提供护理服务,提升护理效果。

(6)加强与相关专科的合作,提升专业护理能力及质量。

(7)调动各种支持因素,包括家属、社会等,提升照护效果。

3. **监督管控能力**

(1)在本专科能及时、有效地指导和监督其他护理人员工作,确保工作的有效性和质量。

(2)能科学客观地评价护理质量和效果。制订专科护理质量指标，定期进行检查质控。

(3)制订和修订本专科的护理流程及规范。

(4)制订能够反映专科护理质量的敏感指标并进行监测。

(5)熟练运用合适的质量改进工具(PDCA、RCA等)，针对存在护理问题开展本专科的持续质量改进工作。

4. 领导力

(1)具备一定的领导能力，能带领团队开展项目合作，并能在专科护理工作中发挥影响力。

(2)具备感召力，情商高，能换位思考，愿意帮助他人，能与同事和团队成员建立良好联系。

(3)善于沟通，掌握语言、非语言沟通的方式和技巧。

(4)在工作中能建立良好的社会关系，具有一定的社会资本。

(5)具有掌控局面的能力，团队中存在分歧时能够把握大局，组织协商讨论，最终在有分歧的问题上达成一致。

(6)有变革管理意识，掌握组织变革的步骤和方法，能够开展护理质量改善项目。

(7)有明确的个人发展计划，如职业目标、个人优势，并能够根据发展计划采取具体行动。

五、科研能力

1. 能够根据科研动态选择本专业领域的具有科学性、创新性、可行性和实用性的课题开展研究。

2. 具有收集专业领域研究资料的能力。

3. 能通过各种方法查阅国内外相关文献。

4. 熟悉运用常用的统计学方法,能独立或在他人帮助下正确地对统计学数据进行综合、分析和处理。

5. 能够独立设计研究课题和撰写科研论文并能将科研成果应用于护理实践。

6. 加强循证实践和研究活动,达到专业上的自我提升。

7. 开展护理新技术、新项目,申请专利。

六、职业素养能力

1. 进取心

(1)主动通过继续教育、网络等平台展开学习,不断自我提升。

(2)查找领域内最前沿的资料,了解护理新资讯,促进专业发展;带领团队在本专业领域不断开展探索性研究及实践。

(3)积极总结经验,展示护理领域的专业性。

2. 责任心和慎独

(1)关心患者,对患者及家属具有爱心和耐心,对患者一视同仁。

(2)不偏私地向患者及家属推介用品,避免私下和代理商有任何利益的往来,能拒绝患者、家属及商家的馈赠。

3. 职业认同

(1)以患者为中心,以优质护理服务为立足点,具有崇高的职业自豪感和使命感。

(2)热爱本专业,对专科护理的未来发展充满美好憧憬。

(3)严于律己,起到榜样的作用,设置专业行为的楷模标准。

4. 韧性

(1)具有较高的心理韧性水平,面对工作中遇到的挑战能够奋勇直上,不逃避、不退缩。

(2)关注患者及同事的心理状态,掌握提高心理韧性的方法,能够适当帮助患者及同事提高心理韧性水平,给予心理支持及心理疏导。

广东省伤口造口专科护士的能力追踪

一、专业知识能力

1. 专业理论知识

(1)掌握伤口的分类和评估方法。

(2)熟悉伤口敷料种类、特性及应用。

(3)掌握常用伤口清创方法及伤口换药程序。

(4)熟悉伤口湿性愈合理论及伤口愈合的机制与过程,熟悉伤口愈合的病理生理特点及影响伤口愈合的因素。

(5)熟悉消化系统、泌尿系统、神经系统、腹壁、皮肤和血管解剖结构知识及其生理特点。

(6)掌握造口的分类和定位方法。

(7)掌握造口患者的肠道清洁方法及尿液的收集方法。

(8)掌握造口用品的选择和运用原则。

(9)掌握常见的造口并发症、造口周围并发症的预防及其处理的方法。

(10)能够给予适当的营养指导。

(11)能够评估伤口造口患者心理状态并给予恰当心理支持。

2. 相关专业知识

(1)了解患者的权利范围,尊重患者,能很好地维护患者的权利。

(2)了解伤口造口失禁相关法律法规和伦理要求并严格遵守。

二、专业实践能力

1. 能够对各种伤口患者进行全面评估,并进行及时恰当的处理。

2. 敷料、用品的器械选择恰当，严格遵守安全、有效、经济的原则。

3. 能基于专科的医疗/护理的诊断、复发次数、部位、伤口大小、伤口边缘、伤口床、炎症征象等情况，制订并实施相关的限制因素的治疗、疾病的特殊治疗方式。

4. 能够为术前造口患者的造口部位进行准确定位，能够对术后近期和远期造口并发症及周围皮肤并发症进行评估、识别和处理。

5. 能够指导术后造口患者及家属进行自我护理，如造口袋的选择、更换清洗，并发症预防和观察等。

6. 能够熟练、准确地评估伤口造口患者的心理状态并能提供恰当的心理护理措施。

7. 遵循标准预防，对传染性疾病给予相应防护措施，做好自我安全防护。

三、教育指导能力

1. 健康教育能力

(1) 能参与制订伤口、造口、失禁相关的健康教育资料。

(2) 能使患者及家属了解造口一般常识及其目的和意义。

(3) 能使患者及家属学会造口袋正确使用和更

换的方法和注意事项。

(4)能使患者及家属掌握饮食原则和日常生活注意事项。

(5)能使患者及家属掌握伤口、造口、失禁相关并发症及并发症的预防和护理方法。

(6)能使居家患者及家属学会正确的伤口换药和皮肤护理的方法。

2. **指导能力**

(1)能指导其他临床护理人员掌握伤口、造口、失禁的相关护理方法。

(2)能指导其他护理人员开展本专科的科研工作,促进专业发展。

3. **教学能力**

(1)能够很好把握伤口、造口、失禁教学内容的重点和方向,教学目标明确。

(2)能积极参加本专科的教学活动并制订合理的教学计划。

(3)熟练运用多种教学技巧和适宜的教学方法,充分利用各种可获得的教学资源,以达到满意的教学效果。

四、护理管理能力

1. **计划能力**

(1)能根据实际情况为患者制订护理目标,包括短期目标和长期目标。

(2)根据所制订的目标制订相应的可实施性强的措施。

(3)能够很好地推动伤口、造口、失禁新理念、新业务、新技术的开展。

2. 组织能力

(1)能组织开展造口患者联谊会活动，了解更多造口护理相关知识。并能使患者之间相互交流。

(2)能积极组织开展专业领域护理新动态、新知识和技术的学习活动。

(3)能够独立组织实施本专科临床护理工作，并能取得较好的护理效果和质量。

3. 监督能力

(1)在本专科能及时、有效地指导和监督其他护理人员工作，确保工作的有效性和质量。

(2)能科学客观地评价护理质量和效果。

4. 领导力

(1)具备一定的领导能力，能带领团队开展项目合作，并能在造口、伤口、失禁专科护理工作中发挥影响力。

(2)具备感召力，情商高，能换位思考，愿意帮助他人，能与同事和团队成员建立良好联系。

(3)善于沟通，掌握语言、非语言沟通的方式和技巧。

(4)在工作中能建立良好的社会关系，具有一定的社会资本。

(5)具有掌控局面的能力，团队中存在分歧时能够把握大局，组织协商讨论，最终在有分歧的问题上达成一致。

(6)有变革管理意识，掌握组织变革的步骤和方法，能够开展造口、伤口、失禁相关护理质量改善项目。

(7)在造口伤口方向有明确的个人发展计划，如职业目标、个人优势，并能够根据发展计划采取具体行动。

五、科研能力

1. 能够根据科研动态选择本专业领域的具有科学性、创新性、可行性和实用性的研究课题。

2. 具有收集专业领域研究资料的能力。

3. 能通过各种方法查阅国内外相关文献。

4. 熟悉常用的统计学方法，能独立或在他人帮助下正确地对统计学数据进行综合、分析和处理。

5. 能够独立设计和撰写科研论文并能将科研成果应用于护理实践。

六、职业素养能力

1. 进取心

(1)通过继续教育、网络等平台，主动学习，不断自我提升。

(2)查找领域内最前沿的资料,了解护理新资讯,促进专业发展。

2. 责任心和慎独

(1)关心患者,对患者及家属具有爱心和耐心,对患者一视同仁。

(2)不偏私地向患者及家属推介伤口敷料、造口袋等用品,避免和代理商有任何利益的往来。

3. 职业认同

(1)以患者为中心,以优质护理服务为立足点,具有崇高的职业自豪感和使命感。

(2)热爱本专业,对专科护理未来发展充满美好憧憬。

4. 韧性

(1)具有较高的心理韧性水平,面对工作中遇到的挑战能够奋勇直上,不逃避、不退缩。

(2)造口伤口失禁患者有较强的病耻感,容易出现不良心理状态,造口伤口专科护士需关注患者的心理状态,掌握提高心理韧性的方法,能够适当帮助患者提高心理韧性水平,给予心理支持及心理疏导,帮助患者保持良好的心理状态。

第四节　专科护士的再认证

随着我国医药卫生体制的改革和护理模式的转

变，护理分工也越来越细化，护士的角色也逐渐向专科化方向发展。人才梯队建设需要一套科学、完善的资格认证后的考核标准才能保证专科护理队伍持续、稳定的发展。此外，根据等级医院评审标准的要求，对专科护理人才应有追踪和评价机制，而目前仍有部分专科护士取得初步资格后却缺乏有效的追踪和评价，存在培训、使用与考核脱节的情况，不利于专科护士连续、动态、有效的管理。因此，需建立一套科学、客观的考核标准，对资格证书设立有效期，在有效期过后，对专科护士的临床实践能力、教育能力、科研能力等方面进行再次评估和考核，以保证资质获得者的专业先进性，促进专科护士培训与管理的不断完善。

专科护士再认证体系是考查和评估专科护士的良好手段，可验证专科护士高级实践能力，保持专科护士队伍的专业优良性和持续竞争力，促进专业能力的持续更新和角色发展。

目前国内专科护士的培训及再认证多由各省、自治区、直辖市卫生行政部门及护理学会自主开展，做法也皆有不同。由于国情差异，照搬国外专科护士定义和学历标准来完善我国专科护士准入、选拔和再认证制度并不合适。我们应该学习和借鉴国外先进、成熟的专科护士管理和再认证模式，与国际护理接轨，以我国目前的实践基础为起点，结合我国专科护士培养现状，制订出符合我国特色的、行之有效的专科护士再认证体系和流程。广东省经过多年的探索与实践，在专科护士再认证的机构、形式、频率及考核标准等方面，作出以下要求。

一、专科护士再认证机构

由专科护士认证委员会和各专业委员会来共同完成。专科护士培训基地应把重点放在专科护士的培养与带教上，专科护士的再认证应由行业权威机构/组织在专科护理队伍管理上进行把控，同时也能发挥各专业委员会的学科带头作用。

二、专科护士再认证形式

国外专科护士再认证的形式很多，可通过学分验证、理论考试、社会活动等多种途径获得，其中继续教育学分是最重要和主流的认证标准。由于各专科护士承担的角色和临床工作的复杂性，将来自全省几十所医院的数百名专科护士集中进行理论测试显然不可行，而且由于能力发展和实践领域的差异性，一套理论试卷也不能公平反映专科护士的知识水平，因此理论考试的形式并不符合中国国情。施行学分制模式下的弹性学制符合专科护士再认证的特点，有助于量化专科护士高级实践能力。

广东省设立“是否继续从事专科工作”作为基

本和重要指标，由专科护士提交在一个认证周期内的评估材料（包括有效的护士执业证书、专科护士资格证书、从事本专科相关的临床护理工作业绩证明以及完成继续教育积分的证明等），并通过考核答辩，为再认证的基本形式。通过专科护士提交的材料能够评估出其专科护理水平及在临床护理中履行的职责；答辩相当于专科护士的阶段总结和前景规划，对专科护士的个人未来发展可以起到一个很好的指引作用。在实际操作过程中各专科可以结合实际情况权衡考虑选择再认证的形式。

三、专科护士再认证有效期及频率

如果时间太短，专科护士在临床护理上的知识拓展、经验积累和引领作用尚未发挥到最大水平；时间太长，则对专科护士起不到持续激励的作用。故广东省专科护士再认证的有效期为 5 年。不从事已认证领域工作 ≥2 年后，需重新认证。

四、专科护士再认证评价指标

专科护士达到再认证所需专科临床实践时间后，可申请延续资质再认证，由认证委员会对其个人执业行为、临床护理实践、继续教育、教学科研、护理管理、专业辐射与拓展、职业素养方面进行综合考核与评价。

1. **个人执业行为**　作为专科护士的最基本要求，不管何种职务，只有专科护士仍在专科护理领域内从事其专科相关的护理活动，履行相应的职责，并且每年达到一定时间的要求，才能避免专科护士人才培养的浪费。因此，我们要求专科护士必须在护理管理岗位或担任责任组长、相关专业专职/兼职专科护士等临床护理岗位，近5年不少于2 500h的时间在相关专业护理岗位执业，履行相应职责。

2. **临床护理实践**　专科护士最基本、最核心的工作任务是在临床实践中为患者提供直接的高水平护理服务。因此，直接的护理实践能力是专科护士核心能力中最重要的部分，其他能力都基于这一能力而存在。能独立完成专科疑难、危重或特殊病例护理是体现其专业价值的最核心部分。其评价指标包括能独立完成典型病例的护理及个案积累数量、开设专科护理门诊及出诊量、开展专科护理会诊及会诊量、组织专科护理查房及疑难病例讨论等，这些也是专科护士立足于临床护理实践的专业化技能的体现。

3. **继续教育**　认证机构/组织应为再认证专科护士知识的继续获取创造条件，如通过各省护理学会、质量控制中心和各专业委员会为专科护士提供学习和信息发布平台，完善后期继续教育，为专科护士持续职业成长构建良性循环轨道。作为专科护士，应通过继续教育、网络、学术会议等平台，主动学习，不断自我提升。将参加一定数量的相关专业省级及以上的护理学术活动，参与相关专业的继续教育项目并获得学分，参加相关专业进修学习培训并获得证书等作为专科护士再认证评价考核的内容。

4. **教育科研**　在专科护士再认证中，教育与科研能力也占据重要位置。鼓励专科护士开拓视野、积极钻研，对于其明确个人发展方向，提高专业水平具有重要意义。在教育指导能力方面，专科护士应参与院内外理论授课，临床带教低年资护士、进修生、实习生，对其理论授课与临床带教等方面的开展数量及效果进行评价。专科护士作为专业领域的引领者，应当具备较佳的科研能力。作为再认证的指标，要求专科护士具有科研探索的意识和基本素养，积极参与科研活动，包括主持或参与院级及以上护理科研课题立项、在核心期刊发表相关专业的论文、引进与开展专科新技术与新项目、创新发明护理用品或申请护理专利等。

5. **护理管理**　护理管理也是专科护士再认证应具备的指标之一，但国内相关调查显示，约 22.6% 的专科护士从事护理管理岗位，所以国内对专科护士护理管理能力的评价仍有待完善。但由于其专业性，专科护士在临床质量控制上发挥着重要作用。作为再认证的评价指标，应从组织协调能力；组建或参与专科发展委员会或专科护理小组工作；制订专科护理质量指标，定期进行检查质控；运用合适的质量改进工具，针对本专科存在的护理问题开展持续质量改进等方面对专科护士的管理能力及领导力进行追踪评价。

6. **专业辐射与拓展**　专业辐射与拓展是评价专科护士在本区域的影响力及专业领域推动引领能力的一个重要指标，在再认证评价中，也将专科护士是否在国家级、省级学术团体担任职务；成立专科护士培训基地并取得成效；编写全国性护理行业技术标准和专家共识；举办国家级、省级继续教育项目等，作为评价专科护士专业辐射与拓展能力的相关指标。

7. **职业素养**　在专科护士再认证中，职业素养占据重要位置，是专科护士必须具备的品质，可从专科护士的专业态度与进取心、责任心和慎独精神、职业认同感等方面进行综合评价。

参考文献

[1] 成守珍, 陈玉英, 王路英, 等. 专科护士在我国的发展及展望 [J]. 中国护理管理, 2021, 21 (05): 649-652.

[2] 张艳霞, 张立秀, 杨金玉, 等. 美国高级实践护士资格认证制度及启示 [J]. 护理学杂志, 2020, 35 (17): 104-108.

[3] 汤爱玲, 翁素贞, 叶文琴, 等. 我国专科护士的发展现状与研究进展 [J]. 上海护理, 2015, 15 (06): 67-70.

[4] 林爱贞, 孟丽荣. 澳门社区专科护士培训的发展及反思 [J]. 中华护理教育, 2014, 11 (03): 205-208.

[5] 吴欣娟, 李佳倩, 李真, 等. 加强专科护士培养与使用助力专科护理跨越式发展 [J]. 中国护理管理, 2017, 17 (07): 872-874.

[6] 丁炎明, 吴欣娟, 田君叶, 等. 我国31个省份三级医院专科护士培养及管理的现状调查 [J]. 中华护理杂志, 2021, 56 (09): 1357-1362.

[7] 马红梅, 陈湘玉, 冯亚婷. 专科护士的认证和再认证制度研究现状及思考 [J]. 护理研究, 2019, 33 (14): 2449-2452.

[8] 笪俊, 唐超, 刘小艳, 等. 基于德尔菲法的骨科专科护士资格再认证管理体系的构建 [J]. 昆明医科大学学报, 2022, 43 (07): 172-176.

[9] 李丹, 冯兰凌, 樊落, 等. 急诊专科护士资格认证与工作现状的研究进展 [J]. 护理研究, 2022, 36 (07):

1215-1219.

[10] 张绍果, 牛娟娟, 弓玉红. 糖尿病专科护士临床培训基地准入评价指标体系的构建 [J]. 护理研究, 2021, 35 (02): 189-194.

[11] 刘娇娇, 李育玲, 于静. 静脉治疗专科护士培养与认证管理模式的构建 [J]. 护理学报, 2019, 26 (09): 1-5.

[12] 周田田, 王清, 余淑婷, 等. 专科护士再认证评价指标体系的构建 [J]. 护士进修杂志, 2021, 36 (15): 1377-1381.

[13] 李云龙, 佟明笑, 刘思奇, 等. 专科护士资格再认证研究进展 [J]. 护士进修杂志, 2021, 36 (15): 1382-1385.

[14] 陈媛, 韩琼, 林吉怡, 等. 胸痛专科护士胜任力评价指标体系的构建 [J]. 循证护理, 2022, 8 (06): 770-775.

[15] 任雁北, 孙新风, 王萍, 等. 心血管专科护士核心能力评价指标体系的构建 [J]. 护理研究, 2016, 30 (24): 2997-3000.

[16] 梁月梅, 黄惠根, 崔虹, 等. 我国医院专科护士岗位管理调查研究 [J]. 中国医院管理, 2020, 40 (05): 76-79.

[17] Chair SY, Wong FKY, Bryant-Lukosius D, et al. Construct validity of advanced practice nurse core competence scale: an exploratory factor analysis [J]. BMC Nursing. 2023, 2; 22 (1): 57.

[18] Saunders MM. Clinical nurse specialists'perceptions of work patterns, outcomes, desires, and emerging trends [J]. The Journal of Nursing Administration. 2015, 45 (4): 212-217.

[19] Mayo AM, Ray MM, Chamblee TB, et al. The Advanced Practice Clinical Nurse Specialist [J]. Nursing Administration Quarterly. 2017, 41 (1): 70-76.

[20] Furlong E, Smith R. Advanced nursing practice: policy, education and role developmen t [J]. Journal of Clinical Nursing. 2005, 14 (9): 1059-1066.

[21] International Council of Nurses. Guidelines on Advanced Practice Nursing 2020. https://www. icn. ch/nursing-policy/regulation-and-education, 2022. 4.

附　录

附录 1　专科理论授课教师申请表

专科理论授课教师申请表

姓名		性别		出生年月		英语水平		照片
职称		职务		最高学历		第一学历		
护理工作年限 教学工作年限				专科护理工作年限 专科教学工作年限				
单位			科室		所在专科			
邮政编码		邮箱		QQ 或微信号				
电话号码		护士注册号 教师资格证编号		身份证号				
学习经历								

续表

工作经历	
主要专业 成绩	
专业委员会 意见	签名 / 盖章 年 月 日
专科护士 认证委员会 意见	签名 / 盖章 年 月 日

附录 2　专科护士培训授课预讲评分表

专科护士培训授课预讲评分表

教师姓名		所在单位		授课题目			
测评项目	具体要求	评分					
		得分	好	较好	一般	差	
教学态度与仪表仪态	熟练掌握授课内容,可脱稿授课		10	8	6	4	
	衣着整洁得体,举止自然大方		5	4	3	2	
	语速语调适中、表达清晰、生动		10	8	6	4	
教学内容	内容充实,信息量适当		5	4	3	2	
	概念、理论讲授准确,论证严谨		10	8	6	4	
	注重培养学生专科护理和关怀能力		10	8	6	4	
	理论联系实际,案例教学应用合理		5	4	3	2	
	反映本专科前沿动态或发展趋势		5	4	3	2	

续表

<table>
<tr><th rowspan="2">测评项目</th><th rowspan="2">具体要求</th><th colspan="5">评分</th></tr>
<tr><th>得分</th><th>好</th><th>较好</th><th>一般</th><th>差</th></tr>
<tr><td rowspan="5">教学方法及教学手段</td><td>思路清晰,条理清楚,表达清楚</td><td></td><td>10</td><td>8</td><td>6</td><td>4</td></tr>
<tr><td>重点、难点突出</td><td></td><td>10</td><td>8</td><td>6</td><td>4</td></tr>
<tr><td>启发式教学,互动性强,课堂气氛活跃</td><td></td><td>10</td><td>8</td><td>6</td><td>4</td></tr>
<tr><td>配合讲授内容,采用多媒体教学手段</td><td></td><td>5</td><td>4</td><td>3</td><td>2</td></tr>
<tr><td>板书运用得当,注重规范、布局合理</td><td></td><td>5</td><td>4</td><td>3</td><td>2</td></tr>
<tr><td colspan="2">总分</td><td colspan="5"></td></tr>
<tr><td colspan="7">评语:

日期: 签名:</td></tr>
</table>

附录 3 专科临床带教教师申请表

专科临床带教教师申请表

<table>
<tr><td>姓名</td><td colspan="3"></td><td colspan="2">性别</td><td colspan="3"></td><td>出生年月</td><td></td><td colspan="2">英语水平</td><td></td><td rowspan="3">照片</td></tr>
<tr><td>职务</td><td colspan="3"></td><td colspan="2">职称</td><td colspan="3"></td><td>最高学历</td><td></td><td colspan="2">第一学历</td><td></td></tr>
<tr><td colspan="3">护理工作年限</td><td colspan="6"></td><td colspan="4">专科护理工作年限</td><td></td></tr>
<tr><td colspan="2">单位</td><td colspan="7"></td><td colspan="6">科室</td></tr>
<tr><td colspan="2" rowspan="2">邮政编码</td><td colspan="3" rowspan="2"></td><td colspan="2" rowspan="2">邮箱</td><td colspan="2" rowspan="2"></td><td colspan="5">QQ 或微信号</td><td></td></tr>
<tr><td colspan="5">近 5 年发表论文篇数</td><td></td></tr>
<tr><td colspan="2">电话号码</td><td colspan="3"></td><td colspan="3">护士注册号</td><td></td><td colspan="2">身份证号</td><td colspan="4"></td></tr>
<tr><td colspan="5">临床教学培训经历</td><td colspan="10"></td></tr>
</table>

续表

学习经历	
临床工作经历	
临床教学经历	
临床科研经历	
工作单位意见	签名 / 盖章 年 月 日

附录 4　听课评分表

听课评分表

听课科目:________　任课老师:________　听课日期:________

	评分内容	分值	扣分	得分
教学态度	教学设计(含教案)合理,准备充分	5 分		
	教学认真、情绪饱满	3 分		
	仪表仪容庄重、得体	2 分		
教学内容	教学目的清晰、讲解教学内容准确,讲解内容的深度、广度适宜	20 分		
	对基本理论和原理讲解清楚、明确	10 分		
	理论联系实际,例证恰当	10 分		
	能适当介绍最新的相关学科的进展	10 分		
教学方法	注意培养学生科学的思维方法,激发学生的兴趣和积极思维	10 分		
	讲解条理清楚、逻辑性强、重点突出	10 分		
	语言表达确切、生动,深入浅出地讲解	8 分		
	多媒体课件应用恰当	6 分		
	时间掌握准确、讲课节奏适宜	6 分		
	总分	100 分		
对教学的意见与建议:				

附录 5　呼吸与危重症专科护士培训临床实训手册

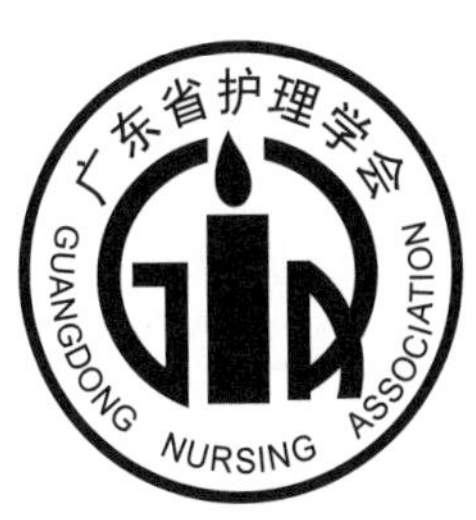

广东省护理学会

呼吸与危重症专科护士培训临床实训手册

学员单位：____________________

学员姓名：____________________

实训单位：____________________

年　　月

临床实训手册填写说明

1. 本手册作为临床实训过程的重要参考依据，需由学员及带教教师按照手册中的相关要求共同完成，完整如实记录，及时填写。

2. 请用黑色签字笔工整填写该手册。

3. 学员须按照实训内容的要求完成该记录中的所有内容，在相应“实训”或“见习”栏目内画“√”并注明完成日期，如有未完成的项目请注明“未完成”并注明原因。

4. 基地带教教师须根据学员实训内容的完成情况进行及时反馈，在“掌握”“部分掌握”“未掌握”栏目内进行评价并签名。

5. 每家基地实训结束前，学员须完成个人总结，教学基地须结合学员实训任务，由带教教师对学员进行考核评价，在手册附录中的相应评分表中进行打分，注明扣分原因，并填写本阶段考核成绩汇总表，对学员进行综合评价。评分成绩为合格及以上者方为通过临床实训。

6. 实训结束后，实训手册统一由专委会妥善留存。

目　录

一、实训管理

（一）实训期间，学员自觉遵守实训医院和科室的各项规章制度，严防医疗事故、医疗差错、医疗缺点的发生，遵守医院现阶段疫情防控相关规定。

（二）自觉遵守劳动纪律，上班不迟到、早退、离岗、脱岗，服从科室的工作安排。

（三）明确实训目标，尊敬老师，虚心求教。

（四）学员应以救死扶伤、防病治病为己任，尊重患者的人格和权利，保护患者的隐私和秘密。

（五）《实训手册》由学员妥善保管，并按要求填写，到新的病区学习时，应将手册交给指导老师审查及安排学习。各项评估考核完成后、实训结束前，学员需完成实训总结，由带教教师完成实训评语。

（六）实训期间请假制度：原则上不予请假。如有特殊情况，请假 1 天（工作日）向基地负责人交请假条；请假 1 天以上（工作日）需向专委会负责人交请假条；所有请假均需补实训。

（七）实训时间为 8 周，学员必须在学会指定的实训基地完成实训。

（八）学员考核：学员在理论学习结束后，参加理论闭卷考核。理论及实训考核均合格才能获得培训班结业证书，理论不及格给予一次补考机会。

二、基本信息

姓名		性别	
参加工作时间		职称	
学历		职位	
选送单位		所在科室	
电话号码		E-mail	
实训时间	年 月 日至 年 月 日		

三、实训安排

实训科室	时间	负责人
呼吸与危重症医学科病房	____年____月____日至 ____年____月____日	
呼吸与危重症医学科 ICU	____年____月____日至 ____年____月____日	

四、培训目标

完成培训后,学员能够满足以下目标。

(一) 识记

1. 呼吸系统常见疾病。
2. 呼吸系统疾病基础知识。
3. 呼吸科常用仪器工作原理。
4. 呼吸介入治疗的概况及发展。

（二）理解

1. 呼吸专科护士的角色和职责。

2. 呼吸系统疾病临床表现与实验室检查。

3. 呼吸系统疾病诊疗思路。

（三）运用

1. 各项呼吸专科护理知识与技能。

2. 呼吸系统疾病及危重症患者常规护理措施。

3. 呼吸治疗各项基本操作护理配合技术。

4. 掌握气道管理技术,实施气道管理。

5. 掌握呼吸功能锻炼技术,指导患者进行康复锻炼。

6. 院内感染控制原则。

7. 个案护理。

8. 护理管理与研究。

五、临床实训记录

第一部分						
实训内容	实训完成情况（学员填写）		评价结果（教师填写）			
	完成时间	1. 实践 2. 见习	掌握	部分掌握	未掌握	教师签字
1. 护理核心制度落实						
2. 护理安全管理						
3. 肺炎疾病相关知识及护理要点						
4. 哮喘、COPD疾病相关知识及护理要点						
5. 呼吸衰竭疾病知识介绍及护理要点						
6. 肺癌疾病知识介绍及护理要点						

续表

实训内容	实训完成情况（学员填写）		评价结果（教师填写）			
	完成时间	1. 实践 2. 见习	掌握	部分掌握	未掌握	教师签字
7. 间质性肺疾病相关知识及护理要点						
8. 肺栓塞疾病知识介绍及护理要点						
9. 肺动脉高压疾病知识介绍及护理要点						
以下空白行为实训单元根据具体情况补充实训内容						

续表

第二部分						
实训内容	实训完成情况（学员填写）		评价结果（教师填写）			
	完成时间	1. 实践 2. 见习	掌握	部分掌握	未掌握	教师签字
1. 氧气雾化吸入的实施						
2. 干粉 /MDI 的使用方法						
3. 动脉血气分析技术及结果判定						
4. 胸腔闭式引流的护理						
5. 中长导管、PICC 管、输液港的应用						
6. 疼痛的评估及评价方法						
以下空白行为实训单元根据具体情况补充实训内容						

续表

第三部分						
实训内容	实训完成情况（学员填写）		评价结果（教师填写）			
	完成时间	1. 实践 2. 见习	掌握	部分掌握	未掌握	教师签字
1. 支气管镜术前术后护理						
2. 肺功能检查						
3. 内科胸腔镜检查术						
4. 六分钟步行试验						
5. 缩唇呼吸、腹式呼吸、有效咳嗽方法等						
6. 胸部叩击及振动方法介绍						
7. 呼吸训练器的使用方法						
以下空白行为实训单元根据具体情况补充实训内容						

续表

第四部分						
实训内容	实训完成情况（学员填写）		评价结果（教师填写）			
	完成时间	1. 实践 2. 见习	掌握	部分掌握	未掌握	教师签字
1. 经口、鼻气管插管患者口腔护理						
2. 振动排痰机的使用						
3. 痰液吸引技术						
4. 气管切开患者换药及气管内套管的消毒						
5. 俯卧位通气技术						

续表

实训内容	实训完成情况（学员填写）		评价结果（教师填写）			
	完成时间	1. 实践 2. 见习	掌握	部分掌握	未掌握	教师签字
6. 呼吸机报警的排除、管路管理						
7. 经鼻高流量湿化治疗仪的使用						
8. 无创呼吸机的使用						
9. ECMO 技术						
以下空白行为实训单元根据具体情况补充实训内容						

续表

第五部分						
实训内容	实训完成情况（学员填写）		评价结果（教师填写）			
	完成时间	1. 实践 2. 见习	掌握	部分掌握	未掌握	教师签字
1. 多重耐药菌的感染控制及预防						
2. 手卫生与穿脱隔离衣技术						
3. 非计划性管路滑脱的预防和处理						
4. 导管相关性血流感染的预防						
5. 导管相关性尿路感染的预防						
6. 呼吸机相关性肺炎的预防						
以下空白行为实训单元根据具体情况补充实训内容						

续表

第六部分						
实训内容	实训完成情况（学员填写）		评价结果（教师填写）			
	完成时间	1. 实践 2. 见习	掌握	部分掌握	未掌握	教师签字
1. 医院各层级学生带教模式、计划、实施、评价等临床教学过程						
2. 各层级护士培训方案						
3. 临床小课的实施						
4. 操作示范的实施						
5. 护理查房的实施（小组）						
6. 综合病例考核的实施						
以下空白行为实训单元根据具体情况补充实训内容						

续表

第七部分						
实训内容	实训完成情况（学员填写）		评价结果（教师填写）			
	完成时间	1. 实践 2. 见习	掌握	部分掌握	未掌握	教师签字
1. 个案护理						
2. 专科护理临床研究开题报告						
3. 专科创新研究						
4. QC 活动的开展						
5. 专科相关专家共识（指南）的临床实践						
以下空白行为实训单元根据具体情况补充实训内容						

续表

第八部分						
实训内容	实训完成情况（学员填写）		评价结果（教师填写）			
	完成时间	1. 实践 2. 见习	掌握	部分掌握	未掌握	教师签字
1. 敏感指标的采集与管理						
2. 现场管理						
3. 思维导图在临床中的应用						
4. 重症信息系统的应用						
5. 疫情防控要点的临床实践						
以下空白行为实训单元根据具体情况补充实训内容						

六、考核记录

（一）考勤：□全勤 □请假（________天）

（二）实训手册完成情况：□填写完整 □填写不完整 □未完成

考核内容	项目名称	得分	等级评定	教师签字
理论考核 （100 分）				
技能操作（100 分）	以下专科操作 3 选 1 项 □氧气雾化吸入 □动脉采血 □吸痰			
临床小课（100 分）				
护理查房（100 分）				
个案护理（100 分）				

理论考核：优秀 ≥85 分、良好 75~84 分、合格 60~74 分、不合格<60 分。

技能操作：优秀 ≥95 分、良好 85~94 分、合格 80~84 分、不合格<80 分。

临床小课：优秀 ≥95 分、良好 85~94 分、合格 80~84 分、不合格<80 分。

护理查房：优秀 ≥95 分、良好 85~94 分、合格 80~84 分、不合格<80 分。

个案护理：优秀 ≥95 分、良好 85~94 分、合格 80~84 分、不合格<80 分。

附录 6 专科实训基地操作记录与综合质量评价表

专科实训基地操作记录与综合质量评价表

操作完成情况记录表（第　　周）										
实训医院：　　科室：　　带教教师：　　实训时间：　月　日一　月　日										
项目与任务数量	月　日		月　日		月　日		月　日		月　日	
	完成次数	教师签名	完成次数	教师签名	完成次数	教师签名	完成次数	教师签名	完成次数	教师签名
专科评估										
1.										
2.										
3.										
4.										
5.										
6.										
7.										

续表

操作完成情况记录表（第　　周）										
实训医院：		科室：		带教教师：		实训时间：　月　　日—　　月　　日				
项目与任务数量	月　日		月　日		月　日		月　日		月　日	
	完成次数	教师签名	完成次数	教师签名	完成次数	教师签名	完成次数	教师签名	完成次数	教师签名
8.										
专科操作										
1.										
2.										
3.										
4.										
5.										
6.										
7.										
8.										

续表

<table>
<tr><th colspan="11">操作完成情况记录表（第　　周）</th></tr>
<tr><td colspan="11">实训医院：　　科室：　　带教教师：　　实训时间：　月　　日—　　月　　日</td></tr>
<tr><td rowspan="2">项目与任务数量</td><td colspan="2">月　　日</td><td colspan="2">月　　日</td><td colspan="2">月　　日</td><td colspan="2">月　　日</td><td colspan="2">月　　日</td></tr>
<tr><td>完成次数</td><td>教师签名</td><td>完成次数</td><td>教师签名</td><td>完成次数</td><td>教师签名</td><td>完成次数</td><td>教师签名</td><td>完成次数</td><td>教师签名</td></tr>
<tr><td colspan="5">专科护理评估质量评价

序号　是否完成　质量评价
1　□是 □否　□5 □4 □3 □2 □1
2　□是 □否　□5 □4 □3 □2 □1
3　□是 □否　□5 □4 □3 □2 □1
4　□是 □否　□5 □4 □3 □2 □1
5　□是 □否　□5 □4 □3 □2 □1
6　□是 □否　□5 □4 □3 □2 □1
7　□是 □否　□5 □4 □3 □2 □1
8　□是 □否　□5 □4 □3 □2 □1
签名：
日期：</td><td colspan="6">专科护理操作质量评价

序号　是否完成　质量评价
1　□是 □否　□5 □4 □3 □2 □1
2　□是 □否　□5 □4 □3 □2 □1
3　□是 □否　□5 □4 □3 □2 □1
4　□是 □否　□5 □4 □3 □2 □1
5　□是 □否　□5 □4 □3 □2 □1
6　□是 □否　□5 □4 □3 □2 □1
7　□是 □否　□5 □4 □3 □2 □1
8　□是 □否　□5 □4 □3 □2 □1
签名：
日期：</td></tr>
</table>

附录 7　人工气道吸痰技术考核评分标准

人工气道吸痰技术考核评分标准

专科类别：　　基地名称：　　考核者姓名：　　分数：

项目	总分	技术要求与分值	得分	备注
仪表	5 分	仪表端庄(2 分),服装整洁(3 分)		
操作前准备	20 分	护士洗手(1 分)、戴口罩(1 分)		
		评估患者有吸痰指征(必要时肺部听诊)(3 分)		
		向患者解释操作目的及方法,取得配合(3 分)		
		评估呼吸机条件(2 分)、气管插管 / 套管型号(2 分)、插入深度(2 分)		
		评估患者心率、血氧饱和度(3 分)		
		用物准备:吸痰管(0.5 分)、负压吸引装置(0.5 分)、生理盐水(0.5 分)、听诊器(0.5 分)、快速手消毒液(0.5 分)、护理记录单(0.5 分)		
操作过程	60 分	调整氧浓度至 100%,吸痰前持续给氧 30~60s(3 分)		
		调节负压吸引器压力至 80~150mmHg(3 分)		

续表

项目	总分	技术要求与分值	得分	备注
操作过程	60分	按无菌原则戴手套(3分)		
		将无菌铺巾置于颈下,保持铺巾的上面无菌(3分)		
		取出吸痰管,保持无菌状态(4分)		
		连接吸痰管与负压吸引器连接管(3分)		
		打开呼吸机延长管上的吸痰帽(或双人操作断开呼吸机管路)(3分)		
		无负压状态插入吸痰管(3分)		
		将吸痰管插至人工气道的远端,遇阻力上提1cm(4分),打开负压,旋转上提吸痰管(4分)		
		吸痰管不能在气道内反复插、提(4分),吸痰时间<15s(4分)		
		操作过程中,观察患者痰液、心率、血氧饱和度(3分)		
		吸引完毕,关闭呼吸机延长管上的吸痰帽(或连接呼吸机管路)(3分)		
		分离吸痰管,冲洗负压管道(2分),脱手套,将吸痰管置于医用垃圾桶(2分)		
		吸痰管一次性使用,再次吸引需更换吸痰管(3分)		
		冲洗负压吸引器连接管(2分)		

续表

项目	总分	技术要求与分值	得分	备注
操作过程	60分	继续给予患者30~60s 100%氧气(2分)		
		肺部听诊,评价吸痰效果(2分)		
操作后	10分	协助患者取舒适体位,整理床单位(1分)		
		按医疗废物分类处理原则处理用物(2分)		
		护士洗手(1分)、记录(1分)		
		总体评价(5分)		
提问	5分	提问:掌握(5分)、部分掌握(3分)、未掌握(0分)		
总分	100分			
评分者:		日期:		

附录 8　专科护理案例汇报评分表

专科护理案例汇报评分表

题目:　　　　　　　　　　　　　　　姓名:

项目			分值	扣分原因	得分
文字叙述(10 分)	案例撰写	结构清晰,表达通顺,图文并茂	5		
	整体架构	表现出完整的护理及思考过程	5		
案例护理内容(80 分)	选题	亲身护理过的案例,具有科学性、创新性、实用性	5		
	题目	简明、醒目,反映文章主题,不超过 20 字	5		
	摘要	简明、扼要、概括全文内容,有英文摘要可酌情加分	5		
	前言	阐明选择此案例的原因与意义	5		
	病例介绍	包含病史、患者情况、治疗经过与效果	5		
	护理方法与经过	对专科护理问题全面、持续评估	10		
		确定存在的护理问题,真实客观	5		
		能够正确实施专科护理措施,并合理解释	10		
		能够正确评价护理效果	5		

续表

	项目		分值	扣分原因	得分
案例护理内容(80分)	结果与讨论	结果要真实、有依据、有比较	5		
		讨论观点要明确,叙述要简明扼要	10		
		提出观点与看法、存在的困难与限制、对护理工作的指导意义	5		
	参考文献	格式规范,文献具有时效性、权威性	5		
汇报(10分)	PPT制作及时间控制	简单清晰、一目了然,时间把握合理	5		
	语言表达	表达清晰并有逻辑性地阐述全文内容,对评委提问能正确应答	5		
总分			100		
评价:					
考核人:					

附录 9　重症专科临床实训案例书面报告模板

重症专科临床实训案例书面报告模板

案例题目(如一例感染性休克患者的护理)

实训基地:__________

指导老师姓名:__________

学员姓名:__________

培训时间:__________

一、前言

用简短的语言将此案例的背景进行介绍。阐述为什么要写这个案例,它的特殊性和重要性。

二、病例介绍

以病史的形式,将患者的基本情况描述清楚,主要包括以下内容。

(一) 基本资料

1. 主诉
2. 现病史
3. 既往史
4. 个人史
5. 婚育史
6. 家族史

(二) 诊断

患者入院诊断及入科诊断。

(三) 影像学诊断

介绍患者影像学检查主要的阳性症状。

(四) 实验室检查

介绍患者主要的实验室检查及动态变化。

三、治疗

列举主要治疗方案,比如该患者感染性休克的集束化治疗及目前的治疗效果。

四、护理评估

选择合适的时间进行详细准确的护理评估,ICU患者一般分为以下几个系统,可以采取从头到脚的方式进行评估。比如针对神经系统、呼吸系统、循环系统、消化系统、出凝血系统、泌尿系统、皮肤、患者社会心理等方面进行评估并找出患者的主要阳性体征。

五、主要护理问题

通过系统评估,列出该患者主要的护理问题,并按照患者的轻重缓急进行排序,主要问题放在第一,次要问题依次罗列。护理诊断的陈述方式为PES公式,包括三个要素:问题(P),即护理诊断的名称;症状和体征(S);相关因素(E),多用

续表

“与……有关”来进行陈述。 六、转归 经过一段时间治疗后，护士去床边再次针对主要的护理问题进行评估，以及提出该患者的下一步护理措施及方案，需要强调的是患者为一个有机整体，要多关注患者的心理活动等内容。 七、讨论 结合学员的学习情况与护理过程进行讨论，要反映学员在实践中应用理论知识的情况。学员要列出通过护理过程，在该个案中学习了什么内容。 八、参考文献 列举该个案护理过程中使用的参考文献。

附录 10 伤口造口专科临床实训案例书面报告模板及汇报内容

附录 10-1 伤口造口专科临床实训案例书面报告模板

案例题目(如一例骶尾部Ⅳ期压力性损伤患者的护理)

实训基地:__________

指导老师姓名:__________

学员姓名:__________

培训时间:__________

一、实训基地描述

该部分描述所在实训医院伤口护理发展及运作情况，可从科室总体情况、运作方式、工作模式、设备设施（如有哪些伤口治疗仪器及敷料）、伤口常见类型、伤口专科人员构成、伤口管理相关内容等方面进行阐述。

例：

*** 医院，床位数 ** 张。*** 门诊。医院有 * 名国际造口治疗师（ET），* 名专科护士。专科护士负责全院住院患者及门诊患者慢性伤口、造口及失禁护理。专科门诊开诊的时间是每周一上午，周二至周五下午。每年处理住院患者 ** 例次，门诊患者 ** 例次。

主要工作包括以下内容。

1. 慢性伤口　慢性伤口包括压疮、糖尿病足、血管性溃疡等。针对慢性伤口，专科护士需评估患者及伤口，进行伤口清创、伤口更换敷料、健康教育等。

2. 肠造口　术前访视、造口定位、术后造口护理、指导教育患者进行自我护理、造口患者的复诊（进行患者咨询与造口并发症的处理）。

3. 失禁　对失禁患者进行评估，指导患者进行盆底肌训练及膀胱训练，进行间歇导尿、皮肤护理等。

医院伤口造口专科门诊有微量氧分析仪、*** 系统等仪器。可选择的敷料种类较齐全，包括水胶体敷料、泡沫敷料、藻酸钙敷料、藻酸盐敷料、亲水性纤维敷料、水凝胶敷料、银离子敷料等。此外还有各种类型的造口袋。

二、案例处理（书面报告的主要部分）

案例选择要求：学员在实训期间挑选患者作为病例处理研究对象。病例患者需与典型的慢性伤口有关，从更换敷料的部分开始进行评估。学员必须在进行理论课之后亲身护理患者，不允许使用过去的案例进行纯文档工作。

（一）前言部分

用简短的语言对此案例的背景进行介绍。阐述选择此案例的原因，包括其特殊性和重要性。

续表

(二) 病例介绍 以病史的形式,将伤口相关的诊断和治疗经过进行简要概述。除病史和伤口评估外,还需包括社会情境的评估。病例介绍要包含以下内容。 1. 案例概述及一般资料　患者基本信息,如性别、年龄、职业、文化程度、经济状况、社会支持情况。 2. 患者疾病资料　诊断、主诉、现病史、既往史、手术史、相关检查检验结果等。 3. 首次伤口评估　首次伤口评估内容可归纳为解剖位置和伤口时间,伤口大小、形状、阶段,窦道和隧道,渗出液,感染,周围皮肤,浸渍,边缘和上皮组织,坏死组织,伤口基底组织及记录伤口情况。 4. 影响伤口愈合的因素　全身因素、局部因素和心理社会因素。 (三) 治疗计划(以下举例为书写提纲) 1. 适当的治疗方案的说明　对根据首诊伤口愈合的影响因素制订的伤口处理计划进行说明,包括全身处理方案、局部处理方案及社会心理支持。 2. 首次伤口处理 (1)首诊伤口处理目标(如控制渗液、清除坏死组织等)。 (2)首诊伤口处理措施:病因治疗(如减压)和局部伤口治疗(如伤口清创、敷料、负压治疗等)。 (3)健康教育。 (4)需要思考的问题:选择什么敷料,使用敷料的目的是什么,敷料需要具备什么样的特性,选择的敷料使用要点是什么,在使用时必须考虑哪些重要的注意事项(如制造商、组合、禁忌证)。 3. 第2~6次伤口评估及处理的情况 (1)第2~6次伤口评估、处理目标、措施及健康教育。 (2)学员思考:在处理过程中伤口愈合促进及抑制因素是否有改变,此次伤口处理目标是否有改变?学员客观评价当前治疗情况并评估是否需要改变治疗措施,原因是什么?说

续表

明评价及评估结果是否与ET的意见一致。 4. 全身治疗　针对患者制订全身治疗计划，如营养干预、血糖控制、全身抗感染治疗、补充血制品、进行清创手术及植皮手术等。 （四）结果 结合所有的结果和发现，报告伤口愈合或预期愈合的情况。包括报告伤口愈合及转归情况如何，如实训结束时伤口未愈合，则评估伤口结局可能有哪些，为促进伤口愈合或防止复发制订下一步的治疗方案和计划。 三、评价 评价包括对实训的评价和对学员自身学习情况的评价。学员需反映其对理论知识的掌握程度及能否在实践中应用理论知识，涉及实训的收获、自身不足及未来的努力方向，建议下列问题作为提纲。 1. 课程内容的知识是否能够在临床应用？ 2. 通过实践经验，哪些知识变得更加清晰？ 3. 加深了对哪些专业知识了解？ 4. 实训对于个人成长为这个领域的专家有哪些帮助？

附录 10-2 伤口造口专科临床实训案例汇报内容

内容	备注
案例题目,作者,时间	优选典型慢性伤口,例如压疮、糖尿病足、下肢静脉溃疡。也可以选择其他慢性伤口,例如术后感染
详细说明首诊情况	包括入院原因,检查资料,诊断
第一次伤口评估	包括伤口部位、大小、基底颜色,渗液、伤口边缘、周围皮肤情况,营养状况,换药时是否疼痛。附伤口照片,要求图片清晰,远景和近景各一张
第一次伤口治疗 & 患者教育	包括治疗策略、具体措施、换药时间以及患者教育内容。附换药前照片及换药后照片,如果发生渗液感染等情况,需要添加更换敷料后的照片
第二次伤口评估 & 治疗 & 患者教育	同上,如果治疗措施不变,可以简写为同前一次
第三次伤口评估 & 治疗 & 患者教育	同上,如果治疗措施不变,可以简写为同前一次
第四次伤口评估 & 治疗 & 患者教育	同上,如果治疗措施不变,可以简写为同前一次
第五次伤口评估 & 治疗 & 患者教育	同上,如果治疗措施不变,可以简写为同前一次
第六次伤口评估 & 治疗 & 患者教育	同上,如果治疗措施不变,可以简写为同前一次
总结	展示、对比六次换药前后的照片,根据治疗策略和使用敷料效果,总结患者全身情况及伤口愈合情况
体会	可涵盖治疗、敷料选择、预防、患者教育四个方面,也可仅选择学员自身最有感触的某一方面或几个方面进行阐述

附录 11 静脉治疗专科临床实训案例书面报告模板及汇报内容

附录 11-1 静脉治疗专科临床实训案例书面报告模板

案例题目(如低体重出生儿的静脉导管置管 / 维护 / 并发症处理)

实训基地:__________

指导老师姓名:__________

学员姓名:__________

培训时间:__________

一、实训基地描述

该部分描述所在实训基地静脉治疗专科护理发展及运作情况，可从科室总体情况、运作方式、工作模式、设备设施(如有敷料、置管类型)、静脉治疗专科人员构成、静脉治疗小组及门诊管理、自身的想法等方面进行阐述。

例：

** 医院，床位数 ** 张，** 门诊。医院有 ** 名静脉治疗专科专家 / 骨干 / 教师等，** 名专科护士。专科护士负责全院住院患者及门诊患者导管维护、置管及会诊等。专科门诊置管及会诊时间是每周一至周五上午、开诊的时间为每周一至周五下午。年处理住院患者 ** 例次，门诊量 ** 人次，院内 / 院外会诊 ** 人次，疑难病例 ** 人次；发表科研论文 ** 篇；申报立项科研项目 ** 项。

主要工作包括以下内容。

1. 导管维护　包括留置针、PICC、CVC、输液港等。评估患者整体病情、意识状态及置管局部皮肤、血管、导管功能、敷料情况并进行健康教育等。

2. 置管　评估患者整体病情、意识状态、配合情况及置管局部皮肤、血管情况，治疗需求；进行知情同意告知，置管并进行健康教育等。

3. 会诊　负责院内外患者的会诊，包括疑难病例的置管，导管相关并发症的识别、处理及落实预防措施的指导。

二、案例处理(书面报告的主要部分)

案例选择要求：以学员在实训期间护理的患者作为个案研究和汇报对象。选择典型的案例如疑难案例、罕见病例等，从整体及局部两方面进行评估，指出该案例的特点与操作重点、难点等；不允许使用过去的案例进行纯文档工作。

(一) 前言部分

简明扼要介绍书写此案例的背景及其特殊性和重要性。

(二) 病例介绍

以病史的形式，将静脉治疗相关的诊断和治疗经过进行简要概述。要包含以下内容。

续表

1. 案例概述及一般资料　患者基本信息如性别、年龄、职业、文化程度、经济状况、社会支持情况。

2. 患者疾病资料　诊断、主诉、现病史、既往史、手术史、相关检查、检验结果等。

3. 整体及局部评估　病情、治疗需求、血管情况等。

4. 影响因素　疾病因素、社会心理因素等。

（三）治疗计划（以下举例为书写提纲）

1. 适当的治疗方案的说明　根据患者的具体情况制订静脉治疗专科护理计划，包括治疗方案、护理方案及社会心理支持。

2. 处理措施

(1)目标：满足治疗需求。

(2)处理措施：并发症的处理措施、置管流程及要点、难点。

(3)健康教育。

3. 处理效果评价

(1)操作后效果评价等。

(2)学员反思：在处理过程中是否存在不足及如何完善。

（四）结果

患者在处理后的后续追踪观察。包括并发症处理结局、置管效果、健康教育的依从性等。

三、评价

根据学员自身实际情况进行评价，包括理论知识、操作技术的掌握程度以及学习能力、科研能力等。建议下列问题作为提纲。

1. 是否更新了静脉治疗专科护理理念、理论、操作技能等。

2. 课堂所学理论知识与临床实践的关系。

3. 需要在哪些方面提升自己的专业能力。

4. 此次培训对自身专业发展的作用。

5. 科研创新。

附录 11-2　静脉治疗专科临床实训案例汇报内容

内容	备注
案例题目，作者，时间	优选典型案例如 PICC、CVC、输液港堵塞、感染、尖端移位等或者特殊病情的患者置管等
首诊情况详细说明	包括入院原因，检查资料，诊断
整体与局部评估	包括置管部位，皮肤，血管，病情等；附操作照片，照片要求清晰，远景和近景各一张
操作前健康教育及知情同意	—
操作流程	体现重点操作步骤
操作后评价与健康教育	—
操作前后效果对比或者追踪	—
体会	—

附录 12　专科护理小讲课评分表

专科护理小讲课评分表

专科：　　姓名：　　课题：　　评分者：

内容	分值	扣分原因	得分
备课认真，准备充分，能脱稿讲课	8		
教学态度端正，仪表端庄，符合着装要求	5		
教学目的明确	7		
授课重点突出、难点剖析清楚，内容准确	12		
临床病例分析对理解授课内容有帮助	8		
讲课条理性好，层次清晰，结构合理	10		
语言精练，表达清楚，语速适中，抑扬顿挫	8		
启发式教学，注重培养临床思维能力	7		
板书简洁、清楚，能恰当运用教具及多媒体教学手段	5		
能根据讲课内容进行适当提问，课堂气氛活跃	10		
讲授时间掌握准确，无迟到早退及拖堂	5		
教学效果好，随堂提问反馈良好	10		
布置作业以问题为导向，巩固课堂内容	5		
总分	100		

附录 13　专科护理业务查房评分表

专科护理业务查房评分表

日期：　　科 / 病区：　　查房者：　　查房时数：

查房题目：　　评分者：

项目	分值	扣分原因	得分
评估参加查房者需要及患者状况	5		
查房目标以问题为导向	4		
查房案例有需要解决或解答的专科问题	6		
护理评估方法正确，有关爱意识	6		
能发现和解决“首优”护理问题	6		
注重专科知识和技能的提出或解答	6		
根据需要安排相关的示范内容	4		
恰当使用沟通技巧，与患者进行有效沟通	4		
引导参加者积极参与讨论，气氛活跃	10		
适时提出问题，正确引导讨论方向	10		
及时、恰当地评论讨论内容	6		
讨论能针对案例的实际情况	6		

续表

项目	分值	扣分原因	得分
讨论能以理论为依据并与临床实践相结合	6		
查房程序与时间安排合理	4		
查房过程遵循以患者为中心的原则	5		
讨论的结果无科学性错误	6		
总结观点明确,重点突出	6		
总分	100		

附录 14 专科护理临床护理项目改善开题评分表

专科护理临床护理项目改善开题评分表

开题时间： 实训基地： 小组成员：

内容		分值	学号				
选题(研究目的)(20分)	属于本专科临床问题	5 4 3 2 1					
	具有创新性	5 4 3 2 1					
	适合临床需求	5 4 3 2 1					
	具有社会价值及经济效益	5 4 3 2 1					
研究背景(10分)	立题依据充分	10 8 6 4 2					
研究方法与技术路线(40分)	研究方法合理	8 6 4 2 1					
	纳排标准准确	8 6 4 2 1					
	方案可行性	8 6 4 2 1					
	计划明确具体、可操作	8 6 4 2 1					
	拟统计方法正确	8 6 4 2 1					

续表

内容		分值	学号				
预期结果(5 分)	科学、合理、可及	5 4 3 2 1					
参考文献(5 分)	具有权威性、时限性	5 4 3 2 1					
表达能力(10 分)	条理清晰	5 4 3 2 1					
	分析严谨	5 4 3 2 1					
整体质量(10 分)	演讲时间掌握准确	5 4 3 2 1					
	准备充分	3 2 1 0 0					
	仪表端庄	2 1 0 0 0					
总分:							

附录 15　专科护士毕业汇报评分表

专科护士毕业汇报评分表

时间：　　　　评委签名：

<table>
<tr><th>模块</th><th colspan="2">内容</th><th>得分</th></tr>
<tr><td rowspan="12">专科护理质量改善项目</td><td rowspan="3">选题（10 分）</td><td>符合本单位临床实际需求（5 分）</td><td></td></tr>
<tr><td>先进性（2 分）</td><td></td></tr>
<tr><td>实用性（3 分）</td><td></td></tr>
<tr><td rowspan="4">对策拟定（20 分）</td><td>有循证依据（5 分）</td><td></td></tr>
<tr><td>路径清晰、完整（5 分）</td><td></td></tr>
<tr><td>分工明确、合理（5 分）</td><td></td></tr>
<tr><td>方法科学，可重复（5 分）</td><td></td></tr>
<tr><td>资料收集（5 分）</td><td>正确使用测量工具与方法（5 分）</td><td></td></tr>
<tr><td rowspan="2">对策实施（15 分）</td><td>步骤具体（5 分）</td><td></td></tr>
<tr><td>内容翔实，有图、表、数据佐证（10 分）</td><td></td></tr>
<tr><td rowspan="2">效果确认（15 分）</td><td>评价指标合理，数据真实（5 分）</td><td></td></tr>
<tr><td>质量改进有成效（10 分）</td><td></td></tr>
</table>

续表

<table>
<tr><th>模块</th><th colspan="2">内容</th><th>得分</th></tr>
<tr><td rowspan="5">专科临床护理实践</td><td rowspan="2">开展专科护理(15 分)</td><td>专科高级临床护理实践(5 分)</td><td></td></tr>
<tr><td>科内专科小课及护理查房(10 分)</td><td></td></tr>
<tr><td rowspan="2">推广专科护理(10 分)</td><td>院内外专科技术推广(5 分)</td><td></td></tr>
<tr><td>院内外专科护理教学(5 分)</td><td></td></tr>
<tr><td>个人发展(5 分)</td><td>发表论文、获得科研立项(5 分)</td><td></td></tr>
<tr><td colspan="2" rowspan="2">整体评价(5 分)</td><td>汇报时间准确(2 分)</td><td></td></tr>
<tr><td>汇报内容充分(3 分)</td><td></td></tr>
<tr><td>总分</td><td>100</td><td></td><td></td></tr>
</table>

附录 16 急诊专科急性冠脉综合征 OSCE 考核方法

急诊专科急性冠脉综合征 OSCE 考核方法

场景一：分诊台（预检分诊）

标准化患者：孙 **，男，45 岁，熬夜工作后自觉胸痛胸闷半小时，心前区压榨样疼痛，既往史：无；过敏史：无；家庭史及手术史：无；院外就诊史：无。

生命体征：T：37℃，BP：120/80mmHg，HR：110 次 /min，SpO_2：94%，RR：18 次 /min。（考官可更改数据）

考核：请考生为该患者进行分诊。（分诊完毕，考官提问：请对此患者进行分级分区。）

场景二：抢救室（专科检查及处置）

考生给予患者心电监护后心电监护仪显示生命体征（处理前）BP：95/62mmHg，HR：118 次 /min，SpO_2：92%，RR：21 次 /min。

监护仪显示生命体征（处理后）BP：115/75mmHg，HR：108 次 /min，SpO_2：96%，RR：19 次 /min。（未进行心电监护操作则不提供）

辅助检查结果为 cTnI：0.5ng/ml，Cr：75μmol/L，LDL-C：1.06mmol/L（如有追踪则提供，不追踪不提供）。心电图如图 1 所示（如考生要求做心电图则提供，不做可不提供）。

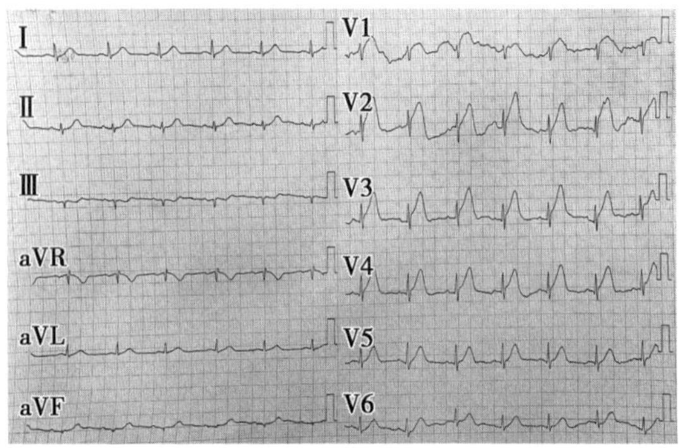

图 1　患者来诊后第一份心电图

考核：提供急诊常见异常心电图图形，请考生对异常心电图进行识别分析。

例：

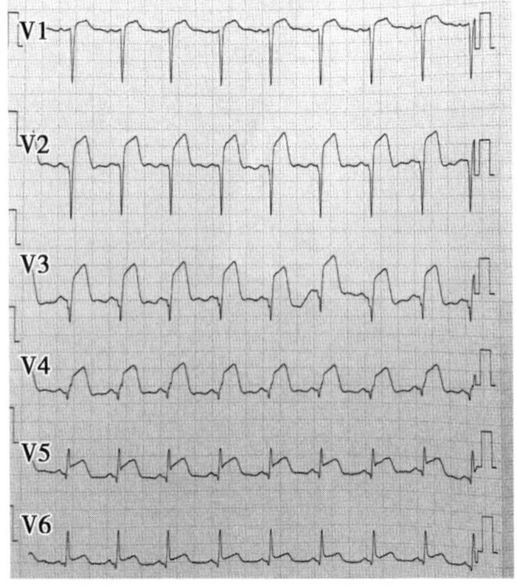

例图 1　异常心电图的识别 1

心电图识别分析:V1~V3 呈 QS,ST 段抬高,T 波融合。诊断:①窦性心律;②急性前壁心肌梗死。

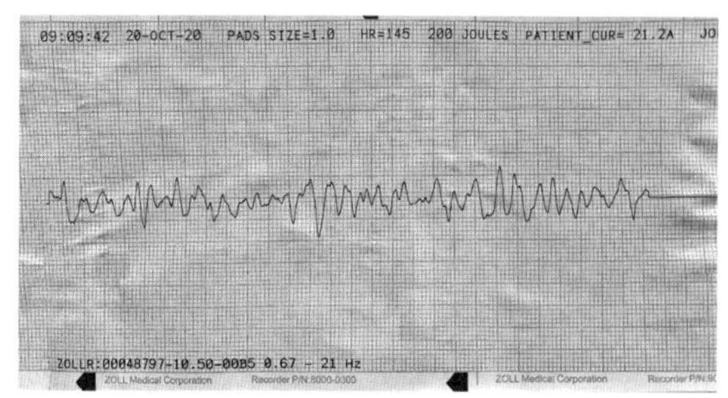

例图 2 异常心电图的识别 2

心电图识别分析:P-QRS-T 波消失,代之以粗大较规则的波形和较细小不规则的波形,不能区分 QRS-T 波。诊断:心室扑动与心室颤动交替出现。

场景三:抢救室(病情变化及应急处理)

考核:监护仪出现室颤波形,请考生对患者做出相应的处理。

急性冠脉综合征综合病例评分标准参考如附表 1。

附表1 急性冠脉综合征综合病例评分标准

场景	项目	内容	分值	得分
第一场景：分诊台	基本要求(5分)	仪表端庄、着装规范	2	
		礼貌称呼、自我介绍	1	
		患者身份识别	2	
	预检分诊(20分)	流行病学史调查	5	
		主诉	2	
		病史评估	3	
		生命体征	2	
		既往史、手术史	1	
		用药史	1	
		家族史	1	
		过敏史	1	
		初步诊断	2	
		分级分区	2	
第二场景：抢救室	专科检查及处置(14分)	通知胸痛/内科医生	2	
		鼻导管吸氧	2	
		连接心电监护仪，测生命体征	2	
		建立静脉通路	2	
		备除颤仪	2	
		汇报所需检查项目	2	
		追踪床旁肌钙蛋白结果	2	
	判读心电图(6分)	判读2份心电图(由考官提供)	6	

续表

场景	项目	内容		分值	得分
第三场景：抢救室	病情变化及应急处理(45分)(独立完成)	患者突发意识不清，呼之不应			
		判断患者意识		2	
		判断呼吸、大动脉搏动		2	
		呼叫医生		2	
		嘱同事携带呼吸球囊、除颤仪前来抢救		2	
		除颤	除颤波形的位置	2	
			能量选择	2	
			擦拭皮肤	2	
			涂导电糊	2	
			大声呼叫旁人离开	2	
			充电、放电	2	
		胸外按压	按压位置	2	
			按压姿势	2	
			按压频率	3	
			胸廓回弹	3	
			按压深度	3	
		判断有无异物		1	
		气道开放手法		2	
		人工通气	气道开放	3	
			通气效果	3	

续表

场景	项目	内容	分值	得分
第三场景：抢救室	病情变化及应急处理(45 分)(独立完成)	判断复苏成功，摆复苏体位	1	
		6h 内书写抢救记录	1	
		整理用物，垃圾按要求处理	1	
综合评价	整体分(10 分)	整个过程密切观察病情	2	
		操作流程熟练	3	
		沟通解释工作到位	2	
		体现人文关怀	3	
合计			100	

附录 17　呼吸与危重症专科 OSCE 考核方法

呼吸与危重症专科 OSCE 考核方法

站点	题干内容 （主动提供给考生）	模拟患者及流程设置	护理行为 （考点）	考点说明
场景一	1. 场景：接 EICU 电话："我们有个患者转你们区 3 床，现在可以上去了吗？" 2. 考核要求：请根据以上情况进行信息采集及床单位准备； 3. 备注：第 2 分钟出现第二场景	1. 考生询问、急诊护士回复患者基本信息：患者王 ××，男，69 岁，慢性阻塞性肺疾病急性加重、肺心病； 2. 考生询问、医生回复：3 床是要从 EICU 收一个 69 岁的男性 AECOPD 患者王 ××； 3. 考生询问、EICU 提供患者情况：患者神志清，间有咳痰，难咳出，持续使用无创呼吸机辅助通气及床边心电监护，停留胃管、尿管、股静脉穿刺管，生理盐水 45ml+ 硝酸甘油 25mg 以 2ml/h 静脉泵入。骶尾皮肤有压之不褪的潮红	1. 确定收治信息； 2. 了解病床是否空置； 3. 了解患者病情，按需准备床单位	临床评估： 1. 进行收治急诊或转科患者的评估； 2. 准备床单位

续表

站点	题干内容（主动提供给考生）	模拟患者及流程设置	护理行为（考点）	考点说明
场景二	1. 场景：接收车床转入患者，患者诉胸闷、呼吸困难，有痰、难咳出。医生口头医嘱：①继续无创呼吸机辅助通气；②予心电监护； 2. 考核要求：给予相应处理； 3. 备注：第 6 分钟出现第三场景	1. 考生呼叫管床医生 / 值班医生共同接收重症患者； 2. 患者呼吸急促、烦躁； 3. 考生正确实施心电监护，工作人员提供生命体征 P：124 次 /min，RR：36 次 /min，BP：138/82mmHg，SpO_2：88%； 4. 协助医生上无创呼吸机	1. 协助患者取正确体位； 2. 正确实施心电监护； 3. 备好物品，协助使用无创呼吸机； 4. 心理疏导； 5. 预见性护理：防窒息（口述备好吸痰用物）	操作技术： 1. 心电监护的使用操作技术； 2. 使用无创呼吸机备物、注意观察患者呼吸情况以及保护脸部皮肤

续表

站点	题干内容（主动提供给考生）	模拟患者及流程设置	护理行为（考点）	考点说明
场景三	1. 场景：患者神志清，精神疲倦。生命体征为T:36.6℃,P:124次/min,RR:36次/min,BP:138/82mmHg,SpO_2:90%; 2. 考核要求：请根据患者情况进行针对性病史采集及体格检查； 3. 备注：第11分钟出现第四场景	1. 考生问病情，急诊护士：患者反复咳嗽、咳痰，伴气促、胸闷10余年，加重3天并出现神志改变于11月7日于急诊就诊。考虑AECOPD，Ⅱ型呼吸衰竭，肺性脑病，予气管插管接呼吸机辅助通气。11月9日予拔除气管插管，改为无创呼吸机辅助通气； 2. 考生问呼吸道情况，回答：痰多，需吸痰； 3. 考生问管道情况，回答：胃管11月7日留置，置管深度50cm；尿管11月7日留置，今日已换尿袋；股静脉置管11月7日留置，置管深度13cm，今日已换药； 4. 鼻饲情况：鼻饲流质饮食； 5. 大便、尿量：大便正常，尿量正常； 6. 其他：睡眠欠佳，无过敏史；	1. 病史采集，收集资料：与急诊护士做病情交班； 2. 查看验单结果，陈述异常结果及临床意义等； 3. 体格检查，注意遮挡； 4. 考生总结病史采集检查及阳性检查结果	临床评估： 1. 针对性采集病史； 2. 专科体格检查及管道、皮肤等情况

续表

站点	题干内容（主动提供给考生）	模拟患者及流程设置	护理行为（考点）	考点说明
场景三		7. 考生问检验检查，急诊护士提供：CT 报告显示慢性支气管炎、肺气肿并双上肺、双下肺肺大疱形成。血气分析结果为 pH：7.32，PO_2：98mmHg，PCO_2：68mmHg； 8. 查体 (1)管道固定情况等，做好接班(发现硝酸甘油快到失效期，提醒医生开医嘱)； (2)胸廓呈桶状； (3)双肺呼吸音减弱，闻及痰鸣音； (4)骶尾部皮肤潮红，大小 5cm×8cm，压之不褪色		
场景四	1. 场景：更换生理盐水 45ml+ 硝酸甘油 25mg 以 2ml/h 静脉泵入； 2. 考核要求：请执行医嘱； 3. 备注：第 15 分钟出现第五场景	股静脉穿刺置管固定好，敷料无渗血渗液	1. 正确使用酒精棉片消毒； 2. 正确使用静脉泵	操作技术： 1. 安全核查及静脉泵的使用操作技术； 2. 酒精棉片消毒技术

续表

站点	题干内容（主动提供给考生）	模拟患者及流程设置	护理行为（考点）	考点说明
场景五	1. 场景：患者躁动不安，复查血气结果为 pH：7.30，PO_2：113mmHg，PCO_2：96mmHg；请麻醉科医生予经口气管插管；转 MICU 治疗； 2. 操作要求：迅速备齐气管插管用物、配合插管并妥善固定，操作结束时简要总结操作过程	患者烦躁，生命体征为 P：132 次 /min，RR：34 次 /min，BP：142/85mmHg，SpO_2：95%	1. 准备气管插管所需用物； 2. 妥善固定气管插管； 3. 口述患者病情观察要点； 4. 安全转运准备及实施； 5. 总结操作过程	临床评估： 1. 正确分析检查结果； 2. 保护性约束的注意事项 操作技术： 1. 气管插管的配合； 2. 气管插管的固定； 3. 危重患者的转运